Neues

Atkins-Diät-Komplett-99+9-Relish-Kochbuc h für Anfänger 2024

Eine gesunde Auswahl an „99+9". Einfach zuzubereitende, kohlenhydratarme, hausgemachte Rezepte zur Gewichtsabnahme, zur Reduzierung von hartnäckigem Bauchfett und zur Gewichtskontrolle.

+Bonus: 10 diabetikerfreundliche Rezepte und 8 glutenfreie Rezepte

Von Birdie S.West

Urheberrechte ©

@2024 Von Birdie S.West

Haftungsausschluss

Es ist wichtig zu beachten, dass die Informationen in diesem Buch nur allgemeinen Informationszwecken dienen. Der Autor, Birdie S. West, ist kein medizinischer Fachmann und der Inhalt sollte nicht als Ersatz für professionelle medizinische Beratung, Diagnose oder Behandlung betrachtet werden. Konsultieren Sie immer einen Arzt, bevor Sie Änderungen an Ihrer Ernährung oder Ihrem Lebensstil vornehmen. Die Rezepte und Ernährungsrichtlinien basieren auf der kulinarischen Expertise und Erfahrung des Autors und die individuellen Antworten können variieren.

Der Autor und der Herausgeber übernehmen keine Verantwortung für etwaige negative Auswirkungen, die direkt oder indirekt aus der Verwendung der in diesem Buch enthaltenen Informationen resultieren. Es wird empfohlen, einen Arzt zu konsultieren, bevor Sie wesentliche Änderungen an Ihrer Ernährung oder Ihrem Lebensstil vornehmen.

HIER IST IHR BONUS

10 DIABETIKER-FREUNDLICHE REZEPTE +8 GLUTENFREIE REZEPTE

Alle Rezepte Anweisungen werden im Leitfaden besprochen

Diabetikerfreundliche Rezepte

•Klassische Sesamnudeln mit Hühnchen

•Frischer Maissalat

•Mit Lachs gefüllte Avocados

•Chicken Chili Green

•Spinatsalat mit gerösteten Süßigkeiten

•Avocado-Tomaten-Hühnchen-Sandwich

•10-Minuten-Thunfischschmelze

•Geladene Süßkartoffel-Nacho-Pommes

•Zitronen-Knoblauch-Hähnchen mit grünen Bohnen

•Kreuzkümmel-Hähnchen-Kichererbsen-Eintopf

Glutenfreie Rezepte

•Mandel-Muffin-in-einer-Minute-Rezept

•Rezept für Keto-Steaks mit Frühlingszwiebeln und Kapernsauce

•Rezept für Keto-Chili-Rindfleisch-Kebabs

•Rindfleisch sautiert mit Gemüse über Römersalat-Rezept

•:Low Carb Ranch-Rezept mit frittiertem Käse

•Rezept für Lauch unter Käse

•Tofu sautiert mit grünem Pfeffer, Frühlingszwiebeln und Tamari-Rezept

•Tomaten-Gurken-Guacamole

Über den Autor

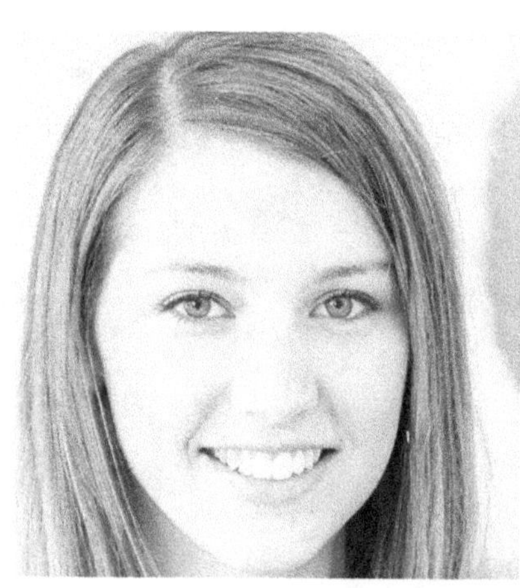

Birdie S. West ist ein kulinarischer Enthusiast mit der Mission, die Art und Weise, wie wir über gesunde Ernährung und Lebensstil denken, zu revolutionieren. Sie hat eine Leidenschaft für die Zubereitung köstlicher, nährstoffreicher Mahlzeiten und ist zu einer herausragenden Persönlichkeit im Bereich der gesunden und sättigenden Küche geworden. Mit jahrelanger praktischer Erfahrung in der Küche bringt Birdie eine einzigartige Mischung aus Kreativität und Fachwissen mit. Ihre kulinarische Philosophie ist, dass gesunde Ernährung niemals Kompromisse beim Geschmack eingehen sollte. Birdie ist auch ein Verfechter eines Lebensstils, der sowohl den Körper als auch die Seele nährt. Sie erforscht die Feinheiten, wie sich die Auswahl von Nahrungsmitteln auf das allgemeine Wohlbefinden auswirkt, und setzt sich dafür ein, Einzelpersonen zu befähigen, auf ihrem Weg zu einem gesünderen Lebensstil fundierte und angenehme Entscheidungen zu treffen. Birdies Rezepte sind speziell für Anfänger konzipiert und machen es jedem leicht, nahrhafte, köstliche Gerichte zuzubereiten, ohne sich überfordert zu fühlen. Sie vertritt außerdem die Idee, dass gesunde Ernährung ein genussvolles Erlebnis sein sollte, und regt damit einen Wandel hin zu einem achtsameren und genussvollen Umgang mit Lebensmitteln an.

Begleiten Sie Birdie auf einem kulinarischen Abenteuer, während sie im „New Atkins Diet Complete 99+9 Relish Cookbook For Beginners 2024" ihr umfangreiches Wissen, ihre kulinarische Expertise und eine köstliche Auswahl an Rezepten teilt. Lassen Sie sich von ihr in eine Welt führen, in der gesunde Ernährung nicht nur eine Notwendigkeit, sondern eine köstliche und erfüllende Lebensweise ist

Inhaltsverzeichnis

Neues Atkins-Diät-Komplett-99+9-Relish-Kochbuch für Anfänger 2024

HIER IST IHR BONUS...

Über den Autor...

Einführung...

So verwenden Sie das Buch...

WAS IST ATKINS-DIÄT?...

Diabetikerfreundliche Rezept?...

Glutenfreie Rezepte?..

Frühstück...

Mittagessen...

Abendessen..

Salate..

Vorspeise...

Vegane Rezepte..

Vegetarische Rezepte..

Smoothie..

Beilagen Snacks...

Abschluss...

<u>Einführung</u>

Willkommen beim „Neuen Atkins-Diät-Komplett-99+9-Relish-Kochbuch für Anfänger 2024"! Sie müssen sich nicht von köstlichen, sättigenden Mahlzeiten verabschieden, wenn Sie sich auf den Weg zu einem gesünderen Lebensstil machen. Dieses Kochbuch ist speziell für Anfänger konzipiert und bietet ein kulinarisches Abenteuer durch die Prinzipien der Atkins-Diät, während Sie gleichzeitig den Geschmack jedes Bissens genießen können.

Auf den folgenden Seiten finden Sie eine Fülle köstlicher Rezepte, die der Low-Carb-Philosophie der Atkins-Diät entsprechen. Ganz gleich, ob Sie gerade erst anfangen oder Ihrem kulinarischen Repertoire Abwechslung verleihen möchten, dieses Kochbuch ist Ihr Begleiter bei der Zubereitung köstlicher Gerichte, die den unterschiedlichen Geschmäckern und Vorlieben gerecht werden.

Unser Ziel ist es, Ihren Einstieg in den Atkins-Lebensstil so einfach und angenehm wie möglich zu gestalten. Sie finden Rezepte für alle Arten von Mahlzeiten, von Vorspeisen bis hin zu Smoothies und allem, was dazwischen liegt. Jedes Rezept ist sorgfältig zusammengestellt, um einfach, geschmackvoll und perfekt für diejenigen zu sein, die gerade erst mit der Low-Carb-Reise beginnen.

Wenn Sie diese Seiten durchblättern, werden Sie auf eine vielfältige Auswahl an Gerichten stoßen, darunter hausgemachte Köstlichkeiten und sogar kohlenhydratarme Adaptionen einiger Fast-Food-Favoriten. Der Schwerpunkt liegt auf Einfachheit, damit sich selbst die erfahrensten Köche sicher in der Küche zurechtfinden.

Egal, ob Sie ein herzhaftes Frühstück, ein leichtes Mittagessen oder ein herzhaftes Abendessen genießen, Sie können sicher sein, dass Sie sich nicht nur an die Atkins-Prinzipien halten, sondern auch jeden Bissen Ihrer kulinarischen Reise genießen. Machen wir jede Mahlzeit zu einem Fest, zu einem genussvollen Erlebnis, das nicht nur Ihren Körper nährt, sondern auch Ihre Geschmacksknospen verwöhnt.
Dieses Kochbuch soll Ihren Übergang zum Atkins-Lebensstil angenehm und nachhaltig gestalten. Egal, ob Sie ein erfahrener Koch oder ein Küchen Neuling sind, lassen Sie sich vom „New Atkins Diet Complete 99+9 Relish Cookbook For Beginners 2024" als Leitfaden für ein geschmackvolles, kohlenhydratarmes Leben dienen. Viel Spaß beim Kochen!

So verwenden Sie das Buch

Herzlichen Glückwunsch zu Ihrer Entscheidung, mit dem „New Atkins Diet Complete 99+9 Relish Cookbook For Beginners 2024" einen gesünderen Lebensstil zu ändern! Dieser Leitfaden wird Ihnen helfen, das Beste aus Ihrer kulinarischen Reise zu machen.

Erste Schritte:

Lesen Sie zunächst die Einleitung, um den Zweck und die Struktur des Kochbuchs zu verstehen. Beachten Sie außerdem die Grundprinzipien der Atkins-Diät, die im Einführungs Abschnitt beschrieben werden.

Die Kapitel verstehen:

Jedes Kapitel ist einer bestimmten Mahlzeit Art oder -kategorie gewidmet (z. B. Frühstück, Mittagessen, Rezepte für Diabetiker). Schauen Sie sich die Rezepte in jedem Kapitel an, um Optionen zu finden, die Ihren Geschmackspräferenzen und Ernährungs Bedürfnissen entsprechen.

Rezept Layout:

Jedes Rezept wird in einem standardisierten Format präsentiert, um das Verständnis zu erleichtern. Sie finden detaillierte Maße, Zutaten und Schritt-für-Schritt-Anleitungen, die Sie durch den Kochvorgang führen.

Anpassen von Rezepten:

Sie können die Rezepte jederzeit an Ihre Vorlieben, Ernährungseinschränkungen oder die Verfügbarkeit von Zutaten anpassen. Sie können auch mit Portionsgrößen experimentieren, um sie an Ihre individuellen Ernährungsbedürfnisse anzupassen.

Faseranzahl:

Achten Sie auf die bei jedem Rezept angegebene Ballaststoff Zahl. Diese Informationen sind wichtig für diejenigen, die die Atkins-Diät befolgen, da sie dabei helfen, die Netto-Kohlenhydrataufnahme zu verfolgen.

Hausgemachte vs. Fast-Food-Rezepte:

Nutzen Sie die Vielseitigkeit dieses Kochbuchs, indem Sie sowohl hausgemachte Rezepte als auch kohlenhydratarme Adaptionen beliebter Fast-Food-Favoriten erkunden. Nutzen Sie die Fast-Food-Rezepte als gelegentliche Leckerei und denken Sie daran, welchen Platz sie auf Ihrer gesamten Low-Carb-Reise einnehmen.

.Anfängerfreundliche Tipps:

Halten Sie Ausschau nach anfängerfreundlichen Tipps, die im gesamten Buch verstreut sind und Ihr Kocherlebnis verbessern. Zögern Sie nicht, zu jedem Aspekt der Rezepte um Erläuterungen oder zusätzliche Informationen zu bitten.

.Wöchentliche Essensplanung:

Nutzen Sie dieses Kochbuch als Hilfsmittel für die wöchentliche Essensplanung. Kombinieren Sie Rezepte aus verschiedenen Kapiteln, um ausgewogene und sättigende Mahlzeiten zu kreieren.

Feiern Sie Ihren Erfolg:

Genießen Sie die Zubereitung und den Genuss jeder Mahlzeit. Feiern Sie Ihre großen und kleinen Erfolge auf Ihrem Weg zu einem gesünderen Lebensstil.

Teile deine Erfahrung:

Vernetzen Sie sich mit anderen auf einer ähnlichen Reise. Teilen Sie Ihre Lieblingsrezepte, Tipps und Erfahrungen mit der Atkins-Community.

Dieses Kochbuch soll Ihren Übergang zum Atkins-Lebensstil angenehm und nachhaltig gestalten. Egal, ob Sie ein erfahrener Koch oder ein Küchen Neuling sind, lassen Sie sich vom „New Atkins Diet Complete 99+9 Relish Cookbook For Beginners 2024" als Leitfaden für ein geschmackvolles, kohlenhydratarmes Leben dienen. Viel Spaß beim Kochen!

WAS IST ATKINS-DIÄT?

Die Atkins-Diät ist ein kohlenhydratarmer Ernährungsplan, der in den 1970er Jahren von Dr. Robert Atkins entwickelt wurde. Der Schwerpunkt liegt auf der Reduzierung der Kohlenhydrataufnahme und gleichzeitiger Förderung der Aufnahme von Proteinen und gesunden Fetten. Das Hauptkonzept der Atkins-Diät besteht darin, den Stoffwechsel des Körpers von der Verwendung von Kohlenhydraten zur Energiegewinnung auf die Nutzung von gespeichertem Fett umzustellen. Es ist normalerweise in vier Phasen unterteilt: Einleitung, Ausgleich, Für Wartung und Wartung.

Die Induktionsphase ist sehr kohlenhydratarm (normalerweise etwa 20–25 Gramm pro Tag), um einen Zustand der Ketose herbeizuführen, in dem der Körper Fett zur Energiegewinnung verbrennt. Diese Phase dauert normalerweise etwa zwei Wochen. In der Ausgleichsphase wird die Kohlenhydrataufnahme erhöht, um den Critical Carbohydrate Level for Losing (CCLL) einer Person zu ermitteln. Dabei handelt es sich um die maximale Menge an Kohlenhydraten, die eine Person essen kann, während sie trotzdem Gewicht verliert. Die Vor Erhaltungsphase verlangsamt den Gewichtsverlust und stellt ein nachhaltiges Maß an Kohlenhydrataufnahme her. Die Erhaltungsphase ist eine langfristige Phase, in der Einzelpersonen eine höhere Menge an Kohlenhydraten zu sich nehmen und gleichzeitig ihr Gewicht halten können.

Die Atkins-Diät unterscheidet sich von herkömmlichen fettarmen, kalorienreduzierten Diäten dadurch, dass sie sich auf die Qualität der aufgenommenen Kalorien konzentriert und nicht auf eine strikte Begrenzung der Gesamt Kalorienaufnahme. Es ermöglicht eine höhere Aufnahme von Eiweiß und Fett, was dazu beitragen kann, dass sich der Einzelne zufriedener und weniger hungrig fühlt.

Die Atkins-Diät funktioniert, indem sie den Stoffwechsel des Körpers verändert und ihn von der primären Verbrennung von Kohlenhydraten zur Energiegewinnung auf die Verbrennung von gespeichertem Fett umstellt. Der Schlüsselmechanismus hinter der Ernährung ist die Auslösung eines Zustands namens Ketose. Eine niedrige Kohlenhydrataufnahme zwingt den Körper dazu, seine Glykogenspeicher zu nutzen und schließlich in den Zustand der Ketose zu gelangen. Bei der Ketose beginnt der Körper, gespeichertes Fett in Ketone abzubauen, die zur primären Energiequelle werden. Dies kann zu einem schnellen Gewichtsverlust führen, da der Körper Fett als Brennstoff verbrennt. Kohlenhydrate werden nach und nach wieder zugeführt, um den Critical Carbohydrate Level for Loss (CCLL) zu finden. Der Körper wird metabolisch flexibler und wechselt effizient zwischen der Verbrennung von Kohlenhydraten und Fetten zur Energiegewinnung. Ziel ist es, den Gewichtsverlust zu verlangsamen und einen nachhaltigen Kohlenhydratkonsum zu erreichen, der das Gewicht hält. Die Diät wird zu einem langfristigen Lebensstil, und Einzelpersonen können ihre Kohlenhydrataufnahme basierend auf ihrem Aktivitätsniveau, ihrer Gesundheit und ihren Gewichtserhaltung Zielen anpassen.

Die Atkins-Diät senkt den Insulinspiegel, reguliert den Appetit und stabilisiert den Blutzucker. Es ist wichtig zu beachten, dass die Wirksamkeit der Atkins-Diät von Person zu Person unterschiedlich sein kann und der Erfolg häufig von Faktoren wie der Einhaltung des Plans, der Stoffwechsel Gesundheit und den individuellen Reaktionen auf Ernährungsumstellungen abhängt. Bevor Sie mit der Atkins-Diät oder einer wesentlichen Ernährungsumstellung beginnen, ist es ratsam, einen Arzt zu konsultieren.

Bedeutung von Makronährstoffen

Die Bedeutung von Makronährstoffen in unserer Ernährung kann nicht genug betont werden. Makronährstoffe sind die Hauptbestandteile unserer Ernährung und liefern die

Energie und Bausteine, die der Körper benötigt, um richtig zu funktionieren. Zu diesen Makronährstoffen gehören Kohlenhydrate, Proteine und Fette. Jedes von diesen Makronährstoffe sind aus verschiedenen Gründen wichtig.

Kohlenhydrate sind die bevorzugte und effizienteste Energiequelle des Körpers. Sie werden in Glukose zerlegt, die verschiedene Körperfunktionen und -aktivitäten antreibt. Darüber hinaus sind Kohlenhydrate für die ordnungsgemäße kognitive Funktion und geistige Klarheit unerlässlich und verhindern, dass der Körper in den Zustand der Ketose eintritt.

Proteine sind für die Reparatur und das Wachstum von Gewebe notwendig, da sie die Bausteine (Aminosäuren) für die Synthese von Enzymen, Hormonen und Strukturkomponenten liefern

wie Muskeln und Organe. Sie unterstützen außerdem ein gesundes Immunsystem und wirken als Enzyme, die verschiedene chemische Reaktionen im Körper erleichtern.

Fette dienen als hochkonzentrierte und effiziente Energiereserve und sind integraler Bestandteil der Zellmembranen. Sie sind außerdem für die Aufnahme fettlöslicher Vitamine notwendig und an der Hormonsynthese beteiligt.

Es ist wichtig, eine ausgewogene Zufuhr von Makronährstoffen aufrechtzuerhalten, um das Energiegleichgewicht aufrechtzuerhalten, den Blutzuckerspiegel zu regulieren, den Appetit zu kontrollieren und die allgemeine Stoffwechsel Gesundheit zu unterstützen. Da jeder Mensch unterschiedliche Ernährungsbedürfnisse hat, ist es wichtig, bei der Bestimmung des optimalen Makronährstoffverhältnisses Faktoren wie Alter, Geschlecht, Aktivitätsniveau und Gesundheitszustand zu berücksichtigen. Eine ausgewogene und abwechslungsreiche Ernährung mit einer Mischung aus
Kohlenhydrate, Proteine und Fette werden im Allgemeinen für die allgemeine Gesundheit und das Wohlbefinden empfohlen.

Diabetikerfreundliche Rezepte

•Klassische Sesamnudeln mit Hühnchen

•Frischer Maissalat

•Mit Lachs gefüllte Avocados

•Chicken Chili Green

•Spinatsalat mit gerösteten Süßigkeiten

•Avocado-Tomaten-Hühnchen-Sandwich

•10-Minuten-Thunfisch Schmelze

•Geladene Süßkartoffel-Nacho-Pommes

•Zitronen-Knoblauch-Hähnchen mit grünen Bohnen

•Kreuzkümmel-Hähnchen-Kichererbsen-Eintopf

Klassische Sesamnudeln mit Hühnchen

Nährwertangaben||460 Kalorien, 17 g Fett, 53 g Kohlenhydrate, 29 g Protein.

Kochzeit: 20 Minuten, 2 Portionen

Phase 1

ZUTATEN

8 Unzen ganze Spaghetti

3 Teelöffel geröstetes dunkles Sesamöl

2 Frühlingszwiebeln

1 Esslöffel gehackter Knoblauch

2 Teelöffel gehackter frischer Ingwer

1 Esslöffel brauner Zucker

1 Tasse Zuckerschoten

8 Unzen gekochte Hähnchenbrust ohne Knochen und Haut,

. 1 Tasse julienierte Karotten,

1 Tasse geschnittene Zuckererbsen,

und 3 Esslöffel geröstete Sesamkörner

ANWEISUNGEN

- Dieses Gericht ist einfach zuzubereiten und voller Geschmack! Beginnen Sie damit, 8 Unzen Vollkornspaghetti gemäß den Anweisungen in der Packung zu kochen.

- In einem kleinen Topf 3 Esslöffel geröstetes (dunkles) Sesamöl, 2 Frühlingszwiebeln, 1 Esslöffel gehackten Knoblauch, 2 Teelöffel gehackten frischen Ingwer und 1 Teelöffel braunen Zucker erhitzen, bis es anfängt zu brutzeln.

- Dann vom Herd nehmen und 2 Esslöffel natriumreduzierte Sojasauce und 2 Esslöffel Ketchup unterrühren.

- Geben Sie die Sauce zusammen mit 8 Unzen gekochter Hähnchenbrust ohne Knochen und Haut, 1 Tasse julienne Karotten, 1 Tasse geschnittenen Zuckererbsen und 3 Esslöffel gerösteten Sesamkörnern zu den Nudeln. Zum Kombinieren vorsichtig umrühren.

- Wenn Sie dieses Gericht im Voraus zubereiten möchten, stellen Sie die Sauce und die Nudelmischung getrennt für bis zu 1 Tag in den Kühlschrank. Genießen

-

Frischer Maissalat

Nährwertangaben||104 Kalorien, 21 g Kohlenhydrate, 3 g Protein.

Kochzeit: 10 Minuten 4 Portionen Phase: 1

ZUTATEN

4 mittelgroße Ähren, frischer Mais, geschält, oder 10 oz. gefrorener Vollkornreis, aufgetaut

1 Teelöffel Olivenöl

1 Tasse dünne Streifen orangefarbene Paprika

1 Tasse dünn geschnittene rote Zwiebel

½ Teelöffel koscheres Salz

¼ Teelöffel gemahlener Pfeffer

2 Esslöffel dünn geschnittenes frisches Basilikum zum Garnieren

ANWEISUNGEN

•Um diesen Salat zuzubereiten, schneiden Sie zunächst die Körner von zwei Maiskolben ab, um zwei Tassen zu erhalten.

• Etwas Öl in einer 10-Zoll-Pfanne bei mittlerer Hitze erhitzen und Mais, Paprika und Zwiebeln hinzufügen. Unter Rühren kochen, bis die Paprika und die Zwiebel zart-knusprig sind, etwa fünf Minuten.

• Mit Salz und Pfeffer würzen.

•Sie können den Salat warm oder gekühlt servieren. Wenn Sie ihn jedoch kühlen möchten, lassen Sie das Gemüse zuerst abtropfen. Zum Schluss vor dem Servieren nach Belieben mit Basilikum bestreuen

Mit Lachs gefüllte Avocados

Nährwertangaben‖293 Kalorien, 20 g Fett, 11 g Kohlenhydrate, 23 g Protein.

Kochzeit: 15 Minuten, 4 Portionen, Phase: 1

ZUTATEN

½ Tasse fettarmer griechischer Naturjoghurt

½ Tasse gewürfelter Sellerie

2 Esslöffel gehackte frische Petersilie

1 Esslöffel Limettensaft

2 Teelöffel Mayonnaise

1 Teelöffel Dijon-Senf

⅛ Teelöffel Salz

⅛ Teelöffel gemahlener Pfeffer

2 (5 Unzen) Dosen Lachs, abgetropft, in Flocken geschnitten, Haut und Gräten entfernt

2 Avocados

Gehackter Schnittlauch zum Garnieren

ANWEISUNGEN

•Joghurt, Sellerie, Petersilie, Limettensaft, Mayonnaise, Senf, Salz und Pfeffer in einer mittelgroßen Schüssel vermischen, bis alles vermischt ist.

•Den Lachs dazugeben und umrühren, bis alles gut vermischt ist. Die Avocados halbieren und den Kern entfernen.

•Nehmen Sie von jeder Hälfte einen Esslöffel Avocadofleisch und zerdrücken Sie es in einer kleinen Schüssel. Die zerdrückte Avocado zur Milchmischung geben und umrühren.

•Füllen Sie jede Avocadohälfte mit einer viertel Tasse der Milchmischung und häufen Sie sie auf die Avocadohälften.

•Wenn Sie möchten, können Sie das Ganze mit etwas Schnittlauch als Knoblauch garnieren

Beef&Bean Sloppy Joes

Nährwertangaben‖411 Kalorien, 15 g Fett, 44 g Kohlenhydrate, 26 g Protein.
Kochzeit: 20 Minuten, 4 Sandwiches, Phase: 1

ZUTATEN

1 Esslöffel natives Olivenöl extra

12 Unzen 90 % mageres Rinderhackfleisch

1 Tasse schwarze Bohnen ohne Salzzusatz, abgespült

1 Tasse gehackte Zwiebel

2 Teelöffel New-Mexico-Chilipulver

½ Teelöffel Knoblauchpulver

½ Teelöffel Zwiebelpulver

Prise Cayennepfeffer

1 Tasse Tomatensauce ohne Salzzusatz

3 Esslöffel Ketchup

1 Esslöffel natriumreduzierte Worcestershire-Sauce

2 Teelöffel würziger brauner Senf

1 Teelöffel hellbrauner Zucker

4 Vollkorn-Hamburger Brötchen, geteilt und geröstet

ANWEISUNGEN

•Um dieses köstliche Gericht zuzubereiten, erhitzen Sie zunächst etwas Öl in einer großen beschichteten Pfanne bei mittlerer bis hoher Hitze.

• Fügen Sie das Rindfleisch hinzu und kochen Sie es, indem Sie es mit einem Holzlöffel zerkleinern, bis es leicht gebräunt, aber noch nicht ganz durchgegart ist. Dies sollte etwa 3 bis 4 Minuten dauern.

• Geben Sie das Rindfleisch mit einem Schaumlöffel in eine mittelgroße Schüssel und bewahren Sie den Bratensaft in der Pfanne auf.

•Als nächstes die Bohnen und Zwiebeln in die Pfanne geben und unter häufigem Rühren ca. 5 Minuten kochen, bis die Zwiebeln weich sind. Fügen Sie dann das Chilipulver, das Knoblauchpulver, das Zwiebelpulver und den Cayennepfeffer hinzu und kochen Sie es unter ständigem Rühren etwa 30 Sekunden lang, bis es duftet.

• Tomatensauce, Ketchup, Worcestershire, Senf und braunen Zucker unterrühren. Geben Sie das Rindfleisch wieder in die Pfanne und lassen Sie es köcheln.

• Kochen Sie es unter häufigem Rühren, bis das Rindfleisch gar ist und die Sauce leicht eingedickt ist (ca. 5 Minuten). Auf Brötchen servieren und genießen!

Hähnchen-Chili-Verde

Nährwertangaben||408 Kalorien, 14 g Fett, 41 g Kohlenhydrate, 32 g Protein.

Kochzeit: 30 Minuten, 6 Portionen, Ausbeute: 9 Tassen, Phase: 1

ZUTATEN

2 (15 Unzen) Dosen Pintobohnen ohne Salzzusatz, abgespült, geteilt

1 Esslöffel Rapsöl

1 ½ Pfund Hähnchenschenkel ohne Knochen und Haut, geputzt und in mundgerechte Stücke geschnitten

2 Tassen gehackte gelbe Zwiebel (1 mittelgroße)

2 Tassen gehackte Poblano-Paprika (2 große)

5 Knoblauchzehen, gehackt (ca. 1 1/2 Esslöffel)

4 Tassen ungesalzene Hühnerbrühe

1 ½ Tassen zubereitete Salsa Verde

½ Teelöffel Salz

2 Tassen gefrorene Maiskörner (ca. 12 Unzen)

2 Tassen gehackter Spinat (ca. 2 Unzen)

1 ½ Tassen grob gehackter frischer Koriander

6 Esslöffel Sauerrahm

ANWEISUNGEN:

•Nehmen Sie eine kleine Schüssel und zerdrücken Sie 1 Tasse Bohnen mit einem Schneebesen oder Kartoffelstampfer.

•Erhitzen Sie etwas Öl in einem großen, schweren Topf bei starker Hitze. Fügen Sie das Huhn hinzu und kochen Sie es, bis es gebräunt ist. Wenden Sie es dabei gelegentlich 4–5 Minuten lang. Dann die Zwiebel, die Poblanos und den Knoblauch hinzufügen und weitere 4–5 Minuten kochen, bis die Zwiebel durchscheinend und zart ist.

• Geben Sie die restlichen Bohnen, das Bohnenpüree, die Brühe, die Salsa und das Salz in den Topf. Zum Kochen bringen, dann die Hitze auf mittlere Stufe reduzieren und etwa 3 Minuten köcheln lassen, bis das Huhn gar ist. Mais, Spinat und Koriander hinzufügen und ca. 1 Minute kochen, bis der Spinat zusammengefallen ist. Mit einem Klecks Sauerrahm darüber servieren.

Spinatsalat mit gerösteten Süßkartoffeln, weißen Bohnen und Basilikum

Nährwertangaben||415 Kalorien, 24 g Fett, 44 g Kohlenhydrate, 12 g Protein.

Kochzeit: 40 Minuten, 4 Portionen, Ausbeute: 12 Tassen, Phase: 1

ZUTATEN

1 Süßkartoffel (12 Unzen), geschält und gewürfelt (1/2 Zoll)

5 Esslöffel natives Olivenöl extra, geteilt

½ Teelöffel gemahlener Pfeffer, geteilt

¼ Teelöffel Salz, geteilt

½ Tasse verpackte frische Basilikumblätter

3 Esslöffel Apfelessig

1 Esslöffel fein gehackte Schalotte

2 Teelöffel Vollkornsenf

10 Tassen Babyspinat

1 (15 Unzen) Dose natriumarme Cannellini-Bohnen, abgespült

2 Tassen geriebener Kohl

1 Tasse gehackte rote Paprika

⅓ Tasse gehackte Pekannüsse, geröstet

ANWEISUNGEN

• Heizen Sie Ihren Ofen auf 200 °C vor. In einer großen Schüssel die Süßkartoffeln, 1 Esslöffel Öl, 1/4 Teelöffel Pfeffer und 1/8 Teelöffel Salz vermengen.

•Legen Sie die Mischung auf ein großes Backblech mit Rand und backen Sie sie 15 bis 18 Minuten lang unter einmaligem Rühren, bis die Kartoffeln weich sind. Mindestens 10 Minuten abkühlen lassen.

•In der Zwischenzeit das Basilikum, die restlichen 1/4 Tasse Öl, Essig, Schalotte, Senf und den restlichen 1/4 Teelöffel Pfeffer und 1/8 Teelöffel Salz in eine Mini-Küchenmaschine geben und alles zu einer möglichst glatten Masse mixen . Gießen Sie die Mischung in die große Schüssel.

•Spinat, Bohnen, Kohl, Paprika, Pekannüsse und die abgekühlten Süßkartoffeln hinzufügen und alles vermischen.

Avocado-, Tomaten- und Hühnchen-Sandwich

Nährwertangaben||347 Kalorien, 12 g Fett, 44 g Kohlenhydrate, 31 g Protein.

Kochzeit: 5 Minuten, 1 Portion, Phase: 1

ZUTATEN

2 Scheiben Mehrkornbrot

¼ reife Avocado

3 Unzen gekochte Hähnchenbrust ohne Knochen und Haut, in Scheiben geschnitten
(siehe Tipp)

2 Scheiben Tomate

ANWEISUNGEN:

•Toasten Sie zwei Scheiben Brot. Die Avocado mit einer Gabel zerdrücken und auf einer
Toastscheibe verteilen.

• Legen Sie das Hähnchen, die Tomate und die andere Toastscheibe darauf.

•Tipp: Wenn Sie kein gekochtes Hühnchen haben, können Sie es für das Rezept
pochieren. Geben Sie die Hähnchenbrustfilets ohne Knochen und ohne Haut in eine
Pfanne oder einen Topf und geben Sie leicht gesalzenes Wasser hinzu, bis sie bedeckt
sind.

• Bringen Sie es zum Kochen, reduzieren Sie die Hitze auf köcheln und kochen Sie es, bis
das Hähnchen in der Mitte nicht mehr rosa ist. Dies sollte je nach Größe 10 bis 15
Minuten dauern. (Acht Unzen rohe Hähnchenbrust ohne Knochen und Haut ergeben etwa
1 Tasse geschnittenes, gewürfeltes oder zerkleinertes gekochtes Hähnchen.

10-Minuten-Thunfisch Schmelze

Nährwertangaben‖37 Kalorien, 12 g Fett, 14 g Kohlenhydrate, 12 g Protein.

Kochzeit: 10 Minuten, 2 Portionen, Phase: 1

ZUTATEN

1 5-Unzen-Dose mit Wasser gefüllter Thunfisch ohne Salzzusatz, abgetropft

1 kleine Selleriestange, gehackt

2 Esslöffel gehackte geröstete rote Paprika aus dem Glas

1 Frühlingszwiebel, gehackt

3 Esslöffel fettarmer griechischer Naturjoghurt

1 Teelöffel Dijon-Senf

¼ Teelöffel gemahlener Pfeffer

4 Teelöffel Mayonnaise oder weiche Butter

4 Scheiben Vollkornbrot

2 Scheiben scharfer Cheddar-Käse

ANWEISUNGEN:

•In einer mittelgroßen Schüssel Thunfisch, Sellerie, geröstete rote Paprika, Frühlingszwiebeln, Joghurt, Senf und Pfeffer vermischen, bis alles gut vermischt ist.

•Verteilen Sie 1 Teelöffel Mayonnaise (oder Butter) auf einer Seite jeder Brotscheibe.

•Legen Sie eine Käsescheibe auf zwei Brotscheiben und geben Sie dann die Thunfischmischung darauf. Legen Sie die andere Brotscheibe mit der Mayonnaise-Seite nach oben darauf.

•Eine große Pfanne bei mittlerer Hitze erhitzen. Legen Sie die Sandwiches in die Pfanne und kochen Sie sie unter einmaligem Wenden, bis der Käse geschmolzen und das Brot goldbraun ist, etwa 3 bis 5 Minuten pro Seite. Sofort servieren

Geladene Süßkartoffel-Nacho-Pommes

Nährwertangaben||174 Kalorien, 8 g Fett, 23 g Kohlenhydrate, 4 g Protein.

Kochzeit: 40 Minuten, 10 Portionen, Phase: 1

ZUTATEN

2 Esslöffel natives Olivenöl extra

2 mittelgroße Süßkartoffeln (ungefähr 1 1/2 Pfund), in etwa 1/4 Zoll dicke Stifte geschnitten

¼ Teelöffel Salz plus eine Prise, geteilt

2 Esslöffel fettarme saure Sahne

1 Esslöffel Limettensaft

1 Tasse Maiskörner, frisch oder gefroren

½ Tasse geriebener Cheddar-Käse

⅓ Tasse schwarze Bohnen, abgespült

½ Tasse Kirschtomaten, halbiert oder geviertelt, falls groß

2 Frühlingszwiebeln, in Scheiben geschnitten

1 Avocado, gehackt

2 Esslöffel gehackter Koriander (optional)

ANWEISUNGEN

•Heizen Sie Ihren Ofen auf 425 Grad F vor.

• Etwas Öl in einer großen gusseisernen Pfanne bei mittlerer bis hoher Hitze erhitzen.

•Süßkartoffeln und eine Prise Salz hinzufügen.

•Gelegentlich umrühren, bis sie anfangen zu bräunen. Dies sollte etwa 5 bis 7 Minuten dauern. •Stellen Sie die Pfanne in den Ofen und backen Sie sie etwa 15 bis 20 Minuten lang, bis die Süßkartoffeln weich sind.

•In der Zwischenzeit Sauerrahm, Limettensaft und eine Prise Salz in einer kleinen Schüssel vermischen. Sobald die Süßkartoffeln fertig sind, belegen Sie sie mit Mais, Käse und Bohnen.

• Weitere 5 Minuten backen, bis der Käse schmilzt. Tomaten, Frühlingszwiebeln und Avocado hinzufügen. Die Sauerrahm Mischung darüber träufeln. Mit Koriander servieren (optional)

Zitronen-Knoblauch-Hähnchen mit grünen Bohnen

Nährwertangaben||296 Kalorien, 16 g Fett, 11 g Kohlenhydrate, 27 g Protein.

Kochzeit: 20 Minuten, 4 Portionen, Phase: 1

ZUTATEN

1 Pfund Hähnchenbrust Koteletts

1 Teelöffel Salz, geteilt

½ Teelöffel gemahlener Pfeffer, geteilt

2 Esslöffel natives Olivenöl extra, geteilt

6 Tassen grüne Bohnen (ca. 1 Pfund), geputzt

4 Knoblauchzehen, in dünne Scheiben geschnitten

1 Teelöffel abgeriebene Zitronenschale

1 Teelöffel gehackter frischer Thymian, plus Blätter zum Garnieren

¼ Tasse ungesalzene Hühnerbrühe

¼ Tasse trockener Weißwein

1 Esslöffel Zitronensaft

¼ Tasse geröstete Pinienkerne (siehe Tipp)

Zitronenspalten zum Garnieren

ANWEISUNGEN:

•Das Hähnchen mit Salz und Pfeffer bestreuen. 1 Esslöffel Öl in einer großen Pfanne bei mittlerer bis hoher Hitze erhitzen.
Kochen Sie das Hähnchen, indem Sie es einmal wenden, bis ein sofort ablesbares Thermometer, das in die dickste Stelle eingeführt wird, 165 Grad F anzeigt, 3 bis 4 Minuten pro Seite. Legen Sie das gekochte Hähnchen auf einen Teller.

•Den restlichen 1 Esslöffel Öl und die grünen Bohnen in die Pfanne geben. Mit dem restlichen Salz und Pfeffer bestreuen und unter gelegentlichem Rühren ca. 2 Minuten kochen, bis die Bohnen zart-knusprig sind. Den Knoblauch, die Zitronenschale und den Thymian hinzufügen und unter Rühren etwa 1 Minute lang kochen, bis es duftet. Gießen Sie Brühe, Wein und Zitronensaft hinzu und geben Sie das Huhn und den angesammelten Saft wieder in die Pfanne.
• Unter gelegentlichem Rühren etwa 1 Minute weiter kochen, bis die Flüssigkeit auf die Hälfte reduziert ist.

•Das Gericht nach Wunsch mit Pinienkernen, mehr Thymian und Zitronenschnitzen servieren.

Tipp: Pinienkerne verleihen diesem einfachen Hühnchengericht eine butterartige Konsistenz und etwas Knusprigkeit. Wenn Sie mehr übrig haben, können Sie sie in Suppen oder Salate mischen oder in einem luftdichten Behälter bis zu 1 Monat im Kühlschrank oder bis zu 6 Monate im Gefrierschrank aufbewahren.

Kreuzkümmel-Hähnchen-Kichererbsen-Eintopf

Nährwertangaben||267 Kalorien, 8 g Fett, 22 g Kohlenhydrate, 28 g Protein.

Kochzeit: 35 Minuten, 4 Portionen, Phase: 1

ZUTATEN

4 Knoblauchzehen, fein gehackt

¾ Teelöffel Salz, geteilt

¼ Tasse Zitronensaft

1 Teelöffel gemahlener Kreuzkümmel

1 Teelöffel Paprika

½ Teelöffel gemahlener Pfeffer

1 Pfund Hähnchenbrust ohne Knochen und Haut, getrimmt und in 1-Zoll-Stücke geschnitten

1 Esslöffel natives Olivenöl extra

1 große gelbe Zwiebel, gehackt

1 14-Unzen-Dose ohne Salzzusatz gewürfelte Tomaten

1 15-Unzen-Dose Kichererbsen, abgespült

¼ Tasse gehackte glatte Petersilie

ANWEISUNGEN:

•Den Knoblauch und einen halben Teelöffel Salz auf einem Schneidebrett mit der Rückseite einer Gabel zerdrücken, bis eine Paste entsteht. Die Paste in eine Schüssel geben und Zitronensaft, Kreuzkümmel, Paprika und Pfeffer unterrühren. Fügen Sie das Huhn hinzu und rühren Sie, bis es bedeckt ist.

•Als nächstes erhitzen Sie etwas Öl in einer großen gusseisernen Pfanne bei mittlerer bis hoher Hitze. Fügen Sie die Zwiebel hinzu und kochen Sie sie unter gelegentlichem Rühren, bis sie goldbraun ist (6–8 Minuten).

•Mit einem Schaumlöffel das Hähnchen in die Pfanne geben (die Marinade aufbewahren) und unter gelegentlichem Rühren kochen, bis das Hähnchen außen undurchsichtig ist (4 Minuten).

• Fügen Sie die Tomaten mit ihrem Saft, die Kichererbsen, die reservierte Marinade und den restlichen 1/4 Teelöffel Salz hinzu. Reduzieren Sie die Hitze auf mittlere Stufe und kochen Sie es unter gelegentlichem Rühren, bis das Huhn gar ist (5–7 Minuten). Das Gericht mit Petersilie bestreut servieren.

Glutenfreie Rezepte

•Mandel-Muffin-in-einer-Minute-Rezept

•Rezept für Keto-Steaks mit Frühlingszwiebeln und Kapernsauce

•Rezept für Keto-Chili-Rindfleisch-Kebabs

•Rindfleisch sautiert mit Gemüse über Römersalat-Rezept

•:Low Carb Ranch-Rezept mit frittiertem Käse

•Rezept für Lauch unter Käse

•Tofu sautiert mit grünem Pfeffer, Frühlingszwiebeln und Tamari-Rezept

•Tomaten-Gurken-Guacamole-Rezepte

Rezept für Mandel Muffins

Nährwertangaben||276,9 Kalorien, 24,5 g Fett, 4,5 g Kohlenhydrate, 12,3 g Protein,

Ballaststoffe: 3,6

Kochzeit: 4 Minuten, 2 Portionen, Phase: 2, Schwierigkeit: Mittel

ZUTATEN

1/2 Tasse Bob's Red Mill Mandelmehl/Mehl (1/4 Tasse entspricht 28 g)

2 Teelöffel kalorienfreier Süßstoff

1/2 Teelöffel Backpulver (einfaches Phosphat, doppelt wirkend)

2 Spritzer Salz

1 Teelöffel Zimt

2 große Eier (ganz)

2 Teelöffel Raps-Pflanzenöl

ANWEISUNGEN:

1: Alle trockenen Zutaten in eine Kaffeetasse geben und vermischen.

2: Ei und Öl hinzufügen und verrühren, bis alles vermischt ist.

3: Stellen Sie es für eine Minute in die Mikrowelle.

4: Benutzen Sie bei Bedarf ein Messer, um den Muffin aus der Form zu lösen. In Scheiben schneiden, etwas Butter darauf verteilen und genießen!

•Hinweis: Sie können Ihr MIM auch nach dem Garen toasten und bei Bedarf mit Frischkäse belegen. Sie können den Zimt auch durch andere Gewürze, zuckerfreien Sirup oder einen halben Teelöffel ungesüßten Kakao ersetzen (was die Nettokohlenhydratzahl um 0,2 g erhöht). Wenn Sie ein feuchteres MIM wünschen, fügen Sie einen Esslöffel saure Sahne hinzu. Sie können die Form auch ändern, indem Sie es in einer Schüssel zubereiten

Keto-Steaks mit Frühlingszwiebeln und Kapernsauce-Rezept

Nährwertangaben||47,7 g Kalorien, 28,9 g Fett, 4,5 g Kohlenhydrate, 49,6 g Protein,

Ballaststoffe: 3,6

Vorbereitungszeit: 10 Minuten, Kochzeit: 8 Minuten, 4 Portionen, Phase: 2,

Schwierigkeitsgrad: Mittel

ZUTATEN

2 große Frühlingszwiebeln oder Frühlingszwiebeln

4 Esslöffel abgetropfte Kapern

3 Teelöffel Dijon-Senf

1 Esslöffel Rotweinessig

1/4 Tasse Natives Olivenöl Extra

2 Esslöffel Petersilie

24 Unzen Rib-Eye-Steak

ANWEISUNGEN

1: Schalten Sie den Grill ein und bewegen Sie die Grillpfanne so, dass sie 10 cm von der Wärmequelle entfernt ist.

2: Streuen Sie Salz und Pfeffer auf die Steaks und kochen Sie sie, bis sie den gewünschten Gargrad erreicht haben. Als Richtwert: 3 bis 4 Minuten pro Seite ergeben ein medium-rare Steak.

Keto-Chili-Rindfleisch-Kebab

Nährwertangaben||283 g Kalorien, 19,9 g Fett, 4,5 g Kohlenhydrate, 23,1 g Protein, Ballaststoffe: 0,8 g

Vorbereitungszeit: 30 Minuten, Kochzeit: 10 Minuten, 4 Portionen, Phase: 1, Schwierigkeitsgrad: Mittel

ZUTATEN

2 Esslöffel Raps-Pflanzenöl

3 Teelöffel Knoblauch

1 Esslöffel Chilipulver

1 Teelöffel Salz

1/8 Teelöffel roter Pfeffer oder Cayennepfeffer

2 Pfund Rinderfilet (auf 1/8 Zoll Fett abgespeckt, erstklassige Qualität)

8 mittelgroße (4-1/8 Zoll lange) Frühlingszwiebeln oder Frühlingszwiebeln

2 Esslöffel Petersilie

ANWEISUNGEN

•Öl, Knoblauch, Chilipulver, Salz und roten Pfeffer in einer Schüssel vermischen. Fügen Sie das Rindfleisch hinzu und vermischen Sie alles, sodass das Rindfleisch gleichmäßig bedeckt ist. Lassen Sie es eine Stunde lang marinieren. Legen Sie die Bambusspieße 15 Minuten vor dem Grillen in Wasser, falls Sie sie verwenden, und bereiten Sie den Grill bei mittlerer Hitze vor. •Das Rindfleisch und die halbierten Frühlingszwiebelstücke abwechselnd auf die Spieße stecken.

•Grillen Sie die Spieße 10 bis 15 Minuten lang und wenden Sie sie dabei gelegentlich, bis sie den gewünschten Gargrad erreicht haben. Mit Petersilie bestreuen und servieren.

• Während die Steaks garen, bereiten Sie die Soße zu: In einer kleinen Schüssel Zwiebeln, Kapern, Senf und Rotweinessig vermischen. Unter Rühren das Olivenöl langsam zugießen, bis die Masse etwas andickt. Petersilie unterrühren und mit Salz und Pfeffer abschmecken. Vor dem Servieren die Sauce über die Steaks geben.

Rezept für gebratenes Rindfleisch mit Gemüse auf Römersalat

Nährwertangaben‖446,6 Kalorien, 32,5 g Fett, 4,5 g Kohlenhydrate, 28,6 g Protein, Ballaststoffe: 2,7 g

Zubereitungszeit: 10 Minuten, Kochzeit: 35 Minuten, 4 Portionen, Phase: 1, Schwierigkeitsgrad: Mittel

ZUTATEN

1 1/2 Pfund Hackfleisch (80 % mager / 20 % Fett)

1/4 Tasse gehackte Zwiebeln

1/4 Tasse gehackte grüne Paprika

15 Unzen Tomatensauce (in der Dose)

4 Esslöffel Tomatenmark

3 Teelöffel Süßstoff auf Sucralose-Basis (Zuckerersatz)

6 Tassen geriebener Romana- oder Romana-Salat

6 Unzen Cheddar-Käse

ANWEISUNGEN

•Das Hackfleisch in einer beschichteten Pfanne bei mittlerer bis hoher Hitze braten, bis es schön gebräunt ist. In den letzten Minuten die Zwiebeln und Paprika hinzufügen.

•Sobald Sie fertig sind, entfernen Sie überschüssiges Fett aus der Pfanne.

• Dann die Tomatensauce, das Tomatenmark und den körnigen Zuckerersatz untermischen. Mit Salz und frisch gemahlenem schwarzem Pfeffer würzen.

•Bei schwacher Hitze 30 Minuten köcheln lassen. Servieren Sie es über zerkleinertem Römersalat und garniert mit Cheddar-Käse. Genießen!

Low Carb Ranch-Rezept mit frittiertem Käse

Nährwertangaben||167,6 Kalorien, 6,8 g Fett, 4,5 g Kohlenhydrate, 10,9 g Protein,
Ballaststoffe: 0,9 g
Vorbereitungszeit: 35 Minuten, Kochzeit: 4 Minuten, 4 Portionen, Phase: 1,
Schwierigkeitsgrad: Mittel

ZUTATEN

5 Stück Mozzarella-Käse

1 Esslöffel Mandelmehl, superfein gemahlen, glutenfrei

1 großes rohes Ei

1/2 Esslöffel Leitungswasser

1 Beutel Atkins Ranch Protein Chips

4 Teelöffel Olivenöl

1 Teelöffel frische junge grüne Frühlingszwiebeln, gehackt

ANWEISUNGEN

•Folgen Sie diesen Schritten, um köstliche Streich Käsestangen zuzubereiten:

1: Schneiden Sie zunächst den Käse in zwei Hälften. Geben Sie dann das Mandelmehl in eine flache Schüssel, verquirlen Sie das Ei und das Wasser in der nächsten Schüssel und geben Sie die zerkleinerten Chips in die letzte Schüssel.

2: Nehmen Sie ein Stück Käse nach dem anderen und bestreichen Sie es leicht mit Mandelmehl, tauchen Sie es dann in die Eiermischung, um es zu bestreichen, und bestreichen Sie es schließlich mit zerstoßenen Chips. Legen Sie jeden beschichteten Streichkäse auf einen Teller und frieren Sie ihn 30 Minuten lang ein.

3: Heizen Sie Ihre Heißluftfritteuse mindestens 3 Minuten lang auf 375 °F vor. Nehmen Sie die Käsestangen aus dem Gefrierschrank und besprühen Sie sie großzügig mit Olivenöl. 4: Legen Sie die Käsestangen in einer einzigen Schicht in die Heißluftfritteuse und kochen Sie sie 3–4 Minuten lang, bis der Käse geschmolzen ist und die Beschichtung goldbraun, aber nicht verbrannt ist. 5: Nehmen Sie die Käsestangen aus der Heißluftfritteuse und servieren Sie sie noch warm mit Frühlingszwiebeln garniert. Jede Portion besteht aus zwei Käsesticks

Rezept für Lauch und Käse

Nährwertangaben||189,6 Kalorien, 12,1 g Fett, 7,8 g Protein, Ballaststoffe: 1,6 g

Zubereitungszeit: 10 Minuten, Kochzeit: 25 Minuten, 4 Portionen, Phase: 3,

Schwierigkeitsgrad: Mittel

ZUTATEN

1 Esslöffel ungesalzene Butterstange

1 Esslöffel Raps-Pflanzenöl

Jeweils 4 Lauch

1/2 Tasse Hühnerbrühe, Bouillon oder Consomme

1/4 Teelöffel schwarzer Pfeffer

1/3 Tasse geriebener Gruyère-Käse

1/3 Tasse Parmesankäse (gerieben)

ANWEISUNGEN

•In einer Pfanne, die im Ofen verwendet werden kann, Butter und Öl bei mittlerer bis hoher Hitze schmelzen. •Den gewürfelten Lauch dazugeben und 5 Minuten kochen lassen, bis er anfängt, Flüssigkeit abzugeben. •Brühe, Salz und Pfeffer hinzufügen, die Pfanne abdecken und 15 Minuten weiterkochen, bis der Lauch weich ist.

•Sobald die Flüssigkeit verkocht ist, schalten Sie den Grill ein.

•Bestreuen Sie den Lauch mit Käse und braten Sie ihn 3 bis 4 Minuten lang in einem Abstand von 5 Zoll zur Hitzequelle, bis er gebräunt ist.

Mit grünem Pfeffer, Frühlingszwiebeln und Tamari sautiertes Tofu-Rezept

Nährwertangaben||243 Kalorien, 16,8 g Fett, 11,7 g Protein, Ballaststoffe: 3,3 g

Zubereitungszeit: 5 Minuten, Kochzeit: 10 Minuten, 4 Portionen, Phase: 2,

Schwierigkeitsgrad: Mittel

ZUTATEN

1 Esslöffel Natives Olivenöl Extra

4 Unzen fester Seidentofu

3/4 Tasse gehackte grüne Paprika

1/2 Tasse gehackte Frühlingszwiebeln oder Frühlingszwiebeln

1 Esslöffel Tamari-Sojabohnensauce

ANWEISUNGEN

• Etwas Öl in einer beschichteten Pfanne bei mittlerer bis hoher Hitze erhitzen.

•Legen Sie den Tofu in die Pfanne und kochen Sie ihn 5 Minuten lang, indem Sie ihn mehrmals wenden, bis er goldbraun ist. Dann die grünen Paprika und Frühlingszwiebeln hinzufügen und 3-4 Minuten kochen lassen, bis das Gemüse weich ist. •Streuen Sie in der letzten Minute des Garvorgangs etwas Tamari über das Gericht und servieren Sie es sofort.

Tomaten-Gurken-Guacamole-Rezept

Nährwertangaben‖87,8 Kalorien, 6,8 g Fett, 1,5 g Protein, Ballaststoffe: 3,8 g

Zubereitungszeit: 15 Minuten, Kochzeit: 1 Minute, 4 Portionen, Phase: 1,

Schwierigkeitsgrad: Mittel

ZUTATEN

2 mittelgroße ganze rote Tomaten (2-3/5 Zoll Durchmesser).

2 mittelgroße Gurken (geschält)

2 kalifornische Avocados ohne Schale und Kerne

1/4 Tasse gehackte rote Zwiebeln

1 1/2 Flüssigunzen frischer Limettensaft

1/2 Teelöffel Kreuzkümmel

ANWEISUNGEN

•In einer mittelgroßen Schüssel die gewürfelten Tomaten, Gurken, Avocado und Zwiebeln vermischen. Fügen Sie 3 Esslöffel Limettensaft, 1 Teelöffel Limettenschale und eine Prise Kreuzkümmel hinzu.

•Die Zutaten vorsichtig vermischen und mit Salz und Pfeffer abschmecken.

Frühstück

•Rezept für Rührei mit Speck, grünen Paprika und Tomaten

•Pochierte Eier auf Tomaten-, Avocado- und Münster-Rezept

•Perfektes Rezept für Frühstücksbeeren

•Rezept für Rühreier mit Cheddar, Mangold und kanadischem Speck

•Pilz-Rührei-Rezept

•Frittata-Rezept mit Chorizo, grünem Chili und Tomaten

•Rezept für Haferflocken mit Melone und Putenwurst

•Wurst sautiert mit roter und grüner Paprika und Cheddar-Rezept

• Atkins-Pfannkuchen-Rezept

•Kokos-Vanille-Protein-Shake-Waffel

Rezept für Rührei mit Speck, grüner Paprika und Tomate

Nährwertangaben||340,4 Kalorien, 22 g Fett, 24,5 g Protein, Ballaststoffe: 3,5 g

Zubereitungszeit: 15 Minuten, Kochzeit: 10 Minuten,,2 Portionen,Phase:2,,Schwierigkeit:

Mittel

ZUTATEN

2 große ganze (7,6 cm Durchmesser) rote Tomaten

4 mittelgroße Scheiben (Resultat nach dem Kochen) Speck

1 Tasse gehackte grüne Paprika

4 große Eier (ganz)

1/4 Tasse geriebener Cheddar-Käse

ANWEISUNGEN

1: Die Tomate in dicke Scheiben schneiden und auf einen Teller legen.

2: Salz und frisch gemahlenen schwarzen Pfeffer über die Scheiben streuen; beiseite legen.

3: Braten Sie den Speck an, bis er knusprig ist, entfernen Sie dann das überschüssige Öl mit einem Papiertuch und schichten Sie es auf die Tomaten.

4: Dieselbe Pfanne erhitzen und die gewürfelte grüne Paprika einige Minuten anbraten (vorher das Fett abtropfen lassen).

5: Schlagen Sie die Eier leicht auf und geben Sie sie zur grünen Paprika. Kochen, bis die Eier fertig sind.

6: Den Speck über die Tomaten legen, dann die Eier. Streuen Sie 2 EL Käse darüber und lassen Sie den Käse entweder eine Minute lang braten oder 30 Sekunden lang in der Mikrowelle erhitzen.

Rezept für pochierte Eier über Tomaten, Avocado und Münster

Nährwertangaben‖403,4 Kalorien, 31,9 g Fett, 21,3 g Protein, Ballaststoffe: 6,4 g

Vorbereitungszeit: 5 Minuten, Kochzeit: 5 Minuten, 2 Portionen, Phase: 1,

Schwierigkeitsgrad: Mittel

ZUTATEN

2 große Eier (ganz)

1/3 mittelgroße ganze rote Tomaten (2-3/5 Zoll Durchmesser).

1/2 Frucht ohne Schale und Kerne kalifornische Avocados

1 Unze Münsterkäse

ANWEISUNGEN:

1: Um Eier zu pochieren, geben Sie 5 bis 7 cm hoch Salzwasser in einen Topf und bringen Sie es zum Kochen. Reduzieren Sie dann die Hitze und lassen Sie das Wasser köcheln, bis nur noch wenige Blasen an den Rändern zurückbleiben.

2: Schlagen Sie ein Ei in eine Tasse und lassen Sie es vorsichtig ins Wasser gleiten. Für ein flüssiges Eigelb zwei Minuten kochen lassen, für ein mittelfestes Eigelb drei Minuten und für ein festes Eigelb vier Minuten kochen.

3: Nehmen Sie das Ei mit einem Schaumlöffel heraus und tupfen Sie es mit einem Papiertuch ab, um überschüssiges Wasser zu entfernen.

4: Eine Tomate und eine Avocado in Scheiben schneiden und auf einem Teller anrichten. Mit Käse, dem pochierten Ei und einer Prise Paprika (optional) belegen. Abschließend mit Salz und frisch gemahlenem schwarzem Pfeffer abschmecken.

Frühstücksrezept für Beerenparfait

Nährwertangaben‖337,1 Kalorien, 25,1 g Fett, 10,2 g Protein, Ballaststoffe: 7,8 g

Vorbereitungszeit: 15 Minuten, Kochzeit: 1 Minute, 4 Portionen, Phase: 1,

Schwierigkeitsgrad: Mittel

ZUTATEN

2 Tassen Himbeeren

1 1/2 Tasse, ganze Erdbeeren

2 1/2 Esslöffel Süßstoff auf Sucralose-Basis (Zuckerersatz)

1 Tasse Sahne

1 Esslöffel Vanilleextrakt

6 Unzen griechischer Joghurt – einfach (Behälter)

1 Riegel Atkins Erdbeer-Shortcake-Riegel

ANWEISUNGEN

•In einem Mixer 1 1/2 Tassen Erdbeeren, 1 1/2 Tassen Himbeeren und 1 1/2 Esslöffel Zuckerersatz vermischen. In einer großen Schüssel mit einem Elektromixer Schlagsahne, den restlichen 1 Esslöffel Zuckerersatz und Vanille vermischen, bis weiche Spitzen entstehen.

• Fügen Sie 1 1/2 Einzel Portionsbehälter Joghurt hinzu und schlagen Sie, bis sich steife Spitzen bilden.

•Um das Parfait zusammenzustellen, schichten Sie die Beerenmischung, die Sahnefüllung und den zerbröselten Atkins-Riegel in vier Gläser, sodass jeweils mindestens zwei Schichten entstehen.

• Zum Schluss jedes Parfait mit etwas der restlichen halben Tasse Himbeeren belegen und servieren.

Rezept für Rühreier mit Cheddar, Mangold und kanadischem Speck

Nährwertangaben||482,9 Kalorien, 36,9 g Fett, 32,6 g Protein, Ballaststoffe: 1,2 g

Zubereitungszeit: 5 Minuten, Kochzeit: 8 Minuten, 4 Portionen, Phase: 2,

Schwierigkeitsgrad: Mittel

ZUTATEN

1 Esslöffel Natives Olivenöl Extra

2 Tassen Mangold

2 große Eier (ganz)

1/4 Tasse geriebener Cheddar-Käse

2 Unzen kanadischer Speck (gepökelt)

ANWEISUNGEN

•Mangold in einem Teelöffel Öl anbraten, bis er kleiner und zart ist

. •Die Eier leicht schlagen und mit dem Mangold in die Pfanne geben. Mit einem Spatel alles vermischen und kochen, bis die Eier fertig sind.

•Sie können das Gericht mit geriebenem Cheddar-Käse und kanadischem Speck belegen oder sie mit den Eiern hinzufügen und alles zusammen kochen.

Rezept für Pilz-Rührei

Nährwertangaben||192,9 Kalorien, 14,2 g Fett, 11,7 g Protein, Ballaststoffe: 0,8 g

Vorbereitungszeit: 10 Minuten, Kochzeit: 6 Minuten, 4 Portionen, Phase: 1,

Schwierigkeitsgrad: Mittel

ZUTATEN

1 Tasse Holzstücke und -stiele

1/2 Tasse gehackte Zwiebeln

3 Esslöffel Natives Olivenöl Extra

14 Unzen fester Seidentofu

1 Tasse Babyspinat

1/4 Tasse geriebener Cheddar-Käse

3 Esslöffel Parmesankäse (gerieben)

4 große Eier (ganz)

1/8 Teelöffel Blatt getrocknete Thymianblätter

8 Kirschtomaten

ANWEISUNGEN

•In einer großen beschichteten Pfanne etwas Öl bei mittlerer bis hoher Hitze erhitzen. Die weißen Zwiebeln und Pilze dazugeben und kochen, bis sie weich sind (ca. 3 Minuten).

•Dann Tofu und Spinat hinzufügen und weitere 3 Minuten kochen lassen. Zum Schluss Tomaten, Eier, Cheddar- und Parmesankäse sowie eine Prise Thymian unterrühren.

•Kochen, bis das Ei fest ist, und sofort servieren.

Frittata-Rezept mit Chorizo, grünem Chili und Tomaten

Nährwertangaben‖325 Kalorien, 24,1 g Fett, 22 g Protein, Ballaststoffe: 0,8 g

Zubereitungszeit: 10 Minuten, Kochzeit: 15 Minuten, 4 Portionen, Phase: 1,

Schwierigkeitsgrad: Mittel

ZUTATEN

6 Unzen Schweine- und Rindfleisch-Chorizo

8 Unzen grüne Chilischoten (in der Dose)

2/3 Tasse, gehackte oder in Scheiben geschnittene rote Tomaten

12 große Eier (ganz)

2 Unzen Cheddar-Käse

ANWEISUNGEN

1: Schalten Sie den Grill ein und heizen Sie ihn vor. Kochen Sie die Chorizo in einer großen Pfanne bei mittlerer bis hoher Hitze und brechen Sie sie in kleine Stücke, bis sie gar ist. etwa 5 Minuten.

2: Überschüssiges Fett abgießen und die Chorizo in der Pfanne belassen. Während die Chorizo kocht, den Käse reiben, die Tomaten würfeln und beiseite stellen. Grüne Chilis und Tomaten mit der Chorizo vermischen.

3: Die leicht geschlagenen Eier hineingeben und mit dem geriebenen Käse belegen.

4: Bei mittlerer bis hoher Hitze 4–5 Minuten kochen lassen und dann die Pfanne 3–4 Minuten unter den Grill stellen, bis es hell und leicht aufgebläht ist. Sofort servieren.

Rezept für Haferflocken mit Melone und Putenwurst

Nährwertangaben‖353,5 Kalorien, 15 g Fett, 35,2 g Protein, Ballaststoffe: 2,3 g

Zubereitungszeit: 5 Minuten, Kochzeit: 10 Minuten, 1 Portion, Phase: 3,

Schwierigkeitsgrad: Mittel

ZUTATEN

1/2 Tasse, gekochtes Haferflockenmehl

1/2 großes Stück (1/8 der großen Melone) Cantaloupe (Warzenmelone)

6 Unzen Putenwurst

ANWEISUNGEN

Befolgen Sie diese Schritte, um ein köstliches Frühstück zuzubereiten:

1: Bereiten Sie die Haferflocken gemäß den Anweisungen zu.

2: Erhitzen Sie die Wurst in einer mittelgroßen Pfanne bei starker Hitze etwa 5 Minuten lang, bis sie gar ist und eine schöne braune Farbe hat.

3: Servieren Sie die Haferflocken mit einer Melonenspalte und der gekochten Putenwurst.

Rezept für sautierte Wurst mit roter und grüner Paprika und Cheddar

Nährwertangaben||474,5 Kalorien, 38,8 g Fett, 24,2 g Protein, Ballaststoffe: 2,7 g

Vorbereitungszeit: 10 Minuten, Kochzeit: 10 Minuten, 2 Portionen, Phase: 1,

Schwierigkeitsgrad: Mittel

ZUTATEN

2 Teelöffel Raps-Pflanzenöl

6 Unzen Frühstückswurst, Schweinefleisch

2 kleine (5 pro Pfund) rote Paprika

2 kleine (5 pro Pfund) grüne Paprika

2 Unzen Cheddar-Käse

ANWEISUNGEN

•Einen Teelöffel Öl in einer Pfanne bei mittlerer Hitze erhitzen. Entfernen Sie die Hülle von der Wurst, falls vorhanden, und legen Sie sie in die Pfanne.

• Kochen Sie die Wurst 3 Minuten lang und zerkleinern Sie sie dabei mit einem Spatel. Die gewürfelten roten und grünen Paprika dazugeben und 4-5 Minuten weiter anbraten, bis das Fleisch gebräunt und die Paprika durchgewärmt sind.

• Den Käse darauf geben und sofort servieren.

Rezept für Atkins-Pfannkuchen

Nährwertangaben‖82,5 Kalorien, 4,7 g Fett, 6,3 g Protein, Ballaststoffe 1,1 g

Zubereitungszeit: 5 Minuten, Kochzeit: 15 Minuten, 10 Portionen, Phase: 3,

Schwierigkeitsgrad: Mittel

ZUTATEN

1 Packung Splenda, künstlicher Süßstoff Sucralose

1 Portion sojafreie Atkins-Mehlmischung

2 Teelöffel Backpulver, natriumarm

1/4 Teelöffel Speisesalz

1 großes rohes Ei

1 Tasse halbe und halbe Sahne

ANWEISUNGEN

•Um eine sojafreie Atkins-Mehlmischung herzustellen, benötigen Sie 1 Tasse des Atkins-Rezepts. In einer großen Schüssel Backmischung, Zuckerersatz, Backpulver und Salz vermischen. Fügen Sie die Hälfte und die Hälfte und das Ei hinzu und verquirlen Sie dann den Teig.

•Lassen Sie die Mischung mindestens 5 Minuten ruhen, um das Backpulver zu aktivieren. Besprühen Sie die Bratpfanne mit Olivenöl.

• Bei mittlerer Hitze 2 Esslöffel Teig für jeden Pfannkuchen einfüllen und 4 Pfannkuchen auf einmal backen.

•Wenn sich oben Blasen bilden und die Ränder fest sind, drehen Sie die Pfannkuchen um und lassen Sie sie weitere 2-3 Minuten backen.

• Halten Sie sie im Ofen warm und wiederholen Sie den Vorgang mit den restlichen Pfannkuchen.

• Servieren Sie die Pfannkuchen mit zuckerfreiem Sirup und fügen Sie nach Wunsch frische oder gefrorene Blaubeeren hinzu. Jede Portion ist ein Pfannkuchen. Sie können sie einfrieren und vor dem Servieren wieder aufwärmen.

Kokos-Vanille-Proteinshake-Waffeln

Nährwertangaben||389,7 Kalorien, 34,7 g Fett, 11,4 g Protein, Ballaststoffe 7,4 g

Zubereitungszeit: 5 Minuten, Kochzeit: 20 Minuten, 3 Portionen, Phase: 2,

Schwierigkeitsgrad: Mittel

ZUTATEN

1/3 Tasse Kokosmehl

1/2 Teelöffel Xanthan Gum

1/2 Teelöffel Salz

1/2 Teelöffel Backpulver

4 Esslöffel Kokosöl

2 jedes Ei

1 Tasse cremiger Vanille-Shake von Atkins

1 Esslöffel Erythrit

1/2 Tasse Kokosnuss, geraspelt, ungesüßt

ANWEISUNGEN

•In einer großen Schüssel Kokosmehl, Xanthangummi, Salz und Backpulver vermischen. Das Kokosöl schmelzen und abkühlen lassen.

•In einer separaten Schüssel die Eier, den Shake, das Kokosöl und das Erythrit verquirlen. Die Shake-Mischung zu den trockenen Zutaten geben und verrühren, bis alles gut vermischt ist.

• Anschließend die Kokosraspeln unterheben. Erhitzen Sie ein Waffeleisen auf der niedrigsten Stufe und geben Sie mit einem großen Löffel zwei Löffel in jeden der vier Waffelschnitte.

•Schließen Sie das Waffeleisen und backen Sie es mindestens 10 Minuten lang oder bis die Waffeln goldbraun sind und einen knusprigen Rand haben.

•Zum Schluss die Waffeln aus dem Waffeleisen nehmen und vor dem Servieren zwei Minuten abkühlen lassen.

Mittagessen

•Rezept für Wraps mit Roastbeef, roter Paprika und Provolone-Salat

•Pesto-Hähnchen und Gemüse

•Mit Spinat und Artischocken gefüllte Portobello-Pilze

•Mozzarella-, Basilikum- und Zucchini-Omelett

•Pickle Sub Sandwiches mit Truthahn und Cheddar

•Nussige Hähnchen-Satay-Streifen

•Einfache Quiche ohne Kruste

•Fettarme Puten-Bolognese

•Erdnussbutter-Hähnchen

•Cremige Tomaten-Zucchini

Rezept für Wraps mit Roastbeef, roter Paprika und Provolone-Salat

Nährwertangaben‖603,5 Kalorien, 44,9 g Fett, 44,4 g Protein, Ballaststoffe 1 g

Vorbereitungszeit: 5 Minuten, Kochzeit: 1 Minute, 2 Portionen, Phase: 1,

Schwierigkeitsgrad: Mittel

ZUTATEN

4 innere Blätter Römersalat (Salat)

4 Unzen Provolone-Käse

2 Esslöffel echte Mayonnaise

1 Teelöffel Meerrettich

8 Unzen knochenloses, gekochtes Roastbeef

1/2 mittelgroße (ca. 2 3/4 Zoll lang, 2 1/2 Zoll Durchmesser) rote Paprika

ANWEISUNGEN:

1: Schneiden Sie zunächst den unteren Teil der Salatblätter ab und legen Sie sie flach auf eine saubere Oberfläche. Jeweils eine Scheibe Käse darauflegen.

2: Mischen Sie die Mayonnaise mit Meerrettich, fügen Sie Knoblauchpulver hinzu (optional, nach Geschmack) und würzen Sie es mit Salz und frisch gemahlenem schwarzem Pfeffer. Die Mischung auf den Käsescheiben verteilen.

3: Eine Schicht Roastbeef auf den Käse und die Mayonnaise legen.

4: Schneiden Sie die rote Paprika in 0,6 cm dicke Streifen und legen Sie sie auf ein Ende des Roastbeefs, des Käses und des Salats. Rollen Sie die Zutaten auf, beginnend an der Stelle, an der Sie die Paprikastreifen platziert haben, bis sie vollständig aufgerollt sind. Befestigen Sie es mit einem Zahnstocher und wiederholen Sie den gleichen Vorgang für die zweite Rolle. Sofort genießen!

Pesto Huhn und Gemüse

Nährwertangaben‖394 Kalorien, 44,9 g Fett, 44,4 g Protein, Kohlenhydrate, 15 g

Zubereitungszeit: 10 Minuten, Kochzeit: 12 Minuten, 4 Portionen, Phase: 1,

Schwierigkeitsgrad: Mittel

ZUTATEN

2 Esslöffel Olivenöl

4 Hähnchenschenkel ohne Knochen und Haut

Salz, nach Geschmack

Pfeffer, nach Geschmack

1 Pfund grüne Bohnen (455 g)

2 Tassen Kirschtomaten (400 g), halbiert

½ Tasse Basilikumpesto (115

ANWEISUNGEN

1: Etwas Olivenöl in einer großen Pfanne bei mittlerer Hitze erhitzen, dann die Hähnchenschenkel hinzufügen. Mit Salz und Pfeffer bestreuen.

2: Kochen, bis das Hähnchen gar ist, dann aus der Pfanne nehmen und in Streifen schneiden.

3: Geben Sie die grünen Bohnen in die gleiche Pfanne und kochen Sie sie, bis sie zart-knusprig sind.

Geben Sie die Hähnchenstreifen wieder in die Pfanne und fügen Sie dann die Tomaten und das Pesto hinzu. Alles miteinander vermischen.

4: Sofort servieren oder in 4 Vorratsbehälter aufteilen und bis zu 4 Tage im Kühlschrank aufbewahren.

Mit Spinat und Artischocken gefüllte Portobello-Pilze

Nährwertangaben‖175 Kalorien, 11 g Fett, 44,4 g Protein, Kohlenhydrate, 8 g

Zubereitungszeit: 10 Minuten, Kochzeit: 20 Minuten, 4 Portionen, Phase: 1,

Schwierigkeitsgrad: Mittel

ZUTATEN

2 Esslöffel natives Olivenöl extra

1 Teelöffel Knoblauchpulver, geteilt

½ Teelöffel gemahlener Pfeffer, geteilt

⅛ Teelöffel Salz, geteilt

4 große Portobello-Pilze (ca. 14 Unzen), Stiele und Kiemen entfernt (siehe Tipp)

1 (5 Unzen) Packung Babyspinat, grob gehackt

1 (14 Unzen) Dose Artischockenherzen, abgespült, trocken gedrückt und gehackt

2 Unzen fettreduzierter Frischkäse, weich

¼ Tasse geriebener Parmesankäse, plus mehr zum Garnieren

Richtungen

1: Heizen Sie den Ofen auf 400 Grad F vor.

2;Öl, Knoblauchpulver, 1/4 Teelöffel Pfeffer und 1/8 Teelöffel Salz in einer kleinen Schüssel vermischen. Mit einer Silikonbürste die Pilze rundherum mit der Ölmischung bestreichen. Auf ein großes Backblech mit Rand legen und ca. 10 Minuten backen, bis die Pilze größtenteils weich sind.

3: In der Zwischenzeit Spinat und 1 Esslöffel Wasser in einem großen Topf bei mittlerer Hitze vermischen. Unter gelegentlichem Rühren ca. 2 Minuten kochen, bis es gerade zusammengefallen ist. Lassen Sie so viel Wasser wie möglich vom Spinat ab und geben Sie ihn dann in eine mittelgroße Schüssel. Artischocken, Frischkäse, Parmesan und den restlichen 1/4 Teelöffel Pfeffer und 1/8 Teelöffel Salz hinzufügen. Zum Kombinieren gut umrühren. Die Mischung auf die Pilze verteilen und 7 bis 10 Minuten heiß backen.

•Mozzarella-, Basilikum- und Zucchini-Omelett

Nährwertangaben||292 Kalorien, 21 g Fett, 18 g Protein, Kohlenhydrate, 8 g

Zubereitungszeit: 10 Minuten, Kochzeit: 20 Minuten, 4 Portionen, Phase: 1,

Schwierigkeitsgrad: Mittel

ZUTATEN

2 Esslöffel natives Olivenöl extra

1 ½ Tassen dünn geschnittene rote Zwiebel

1 ½ Tassen gehackte Zucchini

7 große Eier, geschlagen

½ Teelöffel Salz

¼ Teelöffel frisch gemahlener Pfeffer

⅔ Tasse perlengroße oder babyfrische Mozzarella-Kugeln (ca. 4 Unzen)

3 Esslöffel gehackte weiche sonnengetrocknete Tomaten

¼ Tasse dünn geschnittenes frisches Basilikum

ANWEISUNGEN

1: Den Rost im oberen Drittel des Ofens positionieren; Grill vorheizen.

2: Öl in einer großen, grillfesten Pfanne mit Antihaftbeschichtung oder Gusseisen bei mittlerer bis hoher Hitze erhitzen. Zwiebeln und Zucchini hinzufügen und unter häufigem Rühren 3 bis 5 Minuten kochen, bis sie weich sind.

3: In der Zwischenzeit Eier, Salz und Pfeffer in einer Schüssel verquirlen. Die Eier über das Gemüse in der Pfanne gießen. Kochen Sie, indem Sie die Ränder anheben, damit ungekochtes Ei aus der Mitte darunter fließen kann, bis es fast fest ist, etwa 2 Minuten lang.

4: Mozzarella und sonnengetrocknete Tomaten darauf anrichten und die Pfanne unter den Grill stellen, bis die Eier leicht gebräunt sind (1 1/2 bis 2 Minuten). 3 Minuten stehen lassen. Mit Basilikum belegen.

5: Um die Frittata aus der Pfanne zu lösen, führen Sie einen Spatel um den Rand und dann darunter, bis Sie sie auf ein Schneidebrett oder einen Servierteller schieben oder herausheben können. In 4 Scheiben schneiden und servieren.

Pickle Sub Sandwiches mit Truthahn und Cheddar

Nährwertangaben||186 Kalorien, 12 g Fett, 12 g Protein, Kohlenhydrate, 4 g

Vorbereitungszeit: 10 Minuten, Kochzeit: 10 Minuten, 4 Sandwiches, Phase: 1,

Schwierigkeit: Mittel

ZUTATEN

8 große koschere Dill Gurken Scheiben (Sandwich-Stapler)

2 Teelöffel Mayonnaise

4 Unzen Feinkost-Putenbraten Scheiben

4 (1 Unze) Scheiben Cheddar-Käse, halbiert

8 Scheiben Roma-Tomate

4 kleine Römersalat Blätter

ANWEISUNGEN

1: Nehmen Sie vier Gurkenscheiben und tupfen Sie sie mit Papiertüchern trocken. Auf jede Scheibe einen halben Teelöffel Mayonnaise streichen. Legen Sie eine Unze Truthahn, zwei Stücke Cheddar-Käse, zwei Tomatenscheiben und ein Salatblatt auf jede Gurkenscheibe. Zum Schluss mit einer einfachen Gurkenscheibe abrunden.

Nussige Hähnchen-Satay-Streifen

Nährwertangaben||276 Kalorien, 10 g Fett, 41 g Protein, Kohlenhydrate, 3 g, Salz: 0,7, Zucker 2 g

Vorbereitungszeit: 10 Minuten, Kochzeit: 10 Minuten, 2 Portionen, Phase: 1, Schwierigkeit: EINFACH

ZUTATEN

2 EL grobe Erdnussbutter (ohne Palmöl oder Zucker)

1 Knoblauchzehe, fein gerieben

1 TL Madras-Currypulver

ein paar Shakes Sojasauce

2 TL Limettensaft

2 Hähnchenbrustfilets ohne Haut (ca. 300 g), in dicke Streifen geschnitten

ca. 10 cm große Gurke, in Finger geschnitten

süße Chilisauce zum Servieren

ANWEISUNGEN

- Heizen Sie Ihren Backofen auf 200 °C/180 °C Umluft/Gas Stufe 4 vor und legen Sie ein Backblech mit antihaftem Papier aus.

- Kombinieren Sie in einer Schüssel 2 Esslöffel grobe Erdnussbutter, 1 fein geriebene Knoblauchzehe, 1 Teelöffel Madras-Currypulver, ein paar Shakes Sojasauce und 2 Teelöffel Limettensaft. Wenn die Nussbutter zu dick ist, fügen Sie etwas kochendes Wasser hinzu, um eine panierte Konsistenz zu erhalten.

- 2 Hähnchenbrustfilets ohne Haut dazugeben, in Streifen schneiden und alles vermischen. Legen Sie die Streifen mit Abstand auf das Backblech und backen Sie sie 8–10 Minuten im Ofen, bis sie gar, aber noch saftig sind.

- Warm servieren, mit etwa 10 cm großen Gurkenstückchen und süßer Chilisauce. Alternativ können Sie es abkühlen lassen und bis zu 2 Tage im Kühlschrank aufbewahren

Einfache Quiche ohne Kruste

Nährwertangaben||401 Kalorien, 34 g Fett, 19 g Protein, Kohlenhydrate, 3 g, Salz: 1,1, Ballaststoffe 1 g

Vorbereitungszeit: 15 Minuten, Kochzeit: 40 Minuten, 6 Portionen, Phase: 1, Schwierigkeitsgrad: EINFACH

ZUTATEN

20 g Butter, plus etwas Butter für die Dose

1 Zwiebel, fein gehackt

100 g gehackter Pancetta oder geräucherter Speck

200 g Spargel oder Brokkoli, geputzt

8 große Eier

150 ml Doppelrahm

80 g Gruyere- oder Parmesankäse

ANWEISUNGEN

- Heizen Sie Ihren Backofen auf 180 °C/160 °C Umluft/Gas 4 vor und fetten Sie eine 23 cm tiefe runde Springform ein und legen Sie sie mit Backpapier aus, das an den Seiten 2–3 cm übersteht.

- Die Butter in einer Pfanne schmelzen und die Zwiebel und den Pancetta dazugeben. Bei schwacher Hitze 10 Minuten kochen lassen oder bis die Zwiebel weich und glasig ist.

- Einen Topf mit leicht gesalzenem Wasser zum Kochen bringen. Wenn Sie Brokkoli verwenden, schneiden Sie ihn in kleine Röschen, und wenn Sie Spargel verwenden, lassen Sie ihn ganz. Das Gemüse 2 Minuten kochen, abtropfen lassen und dampf trocknen lassen.

- In einer Schüssel Eier, Sahne und zwei Drittel des Käses verquirlen. Mit Salz und Pfeffer würzen. Die Zwiebel-Speck-Mischung untermischen. Die Mischung in die Form füllen und mit dem Gemüse und dem restlichen Käse belegen. 25–30 Minuten backen oder bis der Teig goldbraun ist und die Mitte leicht wackelt.

Fettarme Puten-Bolognese

Nährwertangaben||267 Kalorien, 13 g Fett, 23 g Protein, Kohlenhydrate, 15 g Salz: 1,3, Ballaststoffe 6 g

Vorbereitungszeit: 15 Minuten, Kochzeit: 30 Minuten, 6 Portionen, Phase: 1, Schwierigkeitsgrad: EINFACH

ZUTATEN

400 g mageres Putenhackfleisch (wählen Sie nach Möglichkeit Brust statt Oberschenkel Hackfleisch, da es weniger Fett enthält)

2 TL Pflanzenöl

1 große Zwiebel, gehackt

1 große Karotte, gehackt

3 Selleriestangen, gehackt

250 g Packung braune Champignons, fein gehackt

eine Prise Zucker

1 EL Tomatenmark

2 x 400 g Dosen gehackte Tomaten mit Knoblauch und Kräutern

400 ml Hühnerbrühe, hergestellt aus 1 natriumarmen Brühwürfel

gekochte Vollkornnudeln und frische Basilikumblätter (optional) zum Servieren

ANWEISUNGEN

- In einer großen, beschichteten Bratpfanne das Putenhackfleisch anbraten, bis es braun ist. Sobald Sie fertig sind, geben Sie es auf einen Teller und stellen Sie es beiseite.

- Geben Sie etwas Öl in die Pfanne und braten Sie die Zwiebel, die Karotte und den Sellerie vorsichtig etwa 10 Minuten lang an, bis sie weich sind. Wenn die Mischung zu kleben beginnt, fügen Sie einen Spritzer Wasser hinzu. Dann die Pilze hinzufügen und einige Minuten kochen lassen. Danach den Zucker und das Tomatenpüree hinzufügen und unter ständigem Rühren eine weitere Minute kochen lassen.

- Tomaten, Truthahn und Brühe in die Pfanne geben. Mit Salz und Pfeffer würzen. Mindestens 20 Minuten oder länger köcheln lassen, bis die Mischung eingedickt ist. Nach Belieben mit Nudeln und frischem Basilikum servieren.

Erdnussbutter-Hähnchen

Nährwertangaben||527 Kalorien, 43 g Fett, 23 g Protein, Kohlenhydrate, 11 g Salz: 0,3g, Ballaststoffe 3 g

Vorbereitungszeit: 15 Minuten, Kochzeit: 30 Minuten, 4 Portionen, Phase: 1, Schwierigkeit: EINFACH

ZUTATEN

2 EL Avocadoöl

8 Hähnchenschenkel ohne Haut und ohne Knochen, in Stücke geschnitten

1 Zwiebel, fein gehackt

3 Knoblauchzehen, zerdrückt

2 rote Chilischoten, fein geschnitten (entkernt, wenn Sie es nicht zu scharf mögen)

2 TL frischer Ingwer, gerieben

2 EL Garam Masala

100 g glatte Erdnussbutter

400 ml Kokosmilch

400 g gehackte Tomaten aus der Dose

Koriander, ½ grob gehackt, ½ Blätter abgezupft

geröstete Erdnüsse zum Servieren

Blumenkohlreis zum Servieren

ANWEISUNGEN

- In einer tiefen Bratpfanne 1 Esslöffel Öl bei mittlerer Hitze erhitzen. Braten Sie das Hähnchen portionsweise an und legen Sie es beiseite, sobald es goldbraun ist. Anschließend die Zwiebel 8 Minuten braten, bis sie weich ist. Danach Knoblauch, Chili und Ingwer dazugeben und mit dem restlichen 1 Esslöffel Öl 1 Minute anbraten. Zum Schluss das Garam Masala dazugeben und noch 1 Minute braten.

- Erdnussbutter, Kokosmilch und Tomaten einrühren und zum Kochen bringen. Das Hähnchen zurück in die Pfanne geben und den gehackten Koriander hinzufügen. 30 Minuten kochen lassen, bis die Soße eindickt und das Hähnchen gar ist.

- Mit dem restlichen Koriander, gerösteten Erdnüssen und Reis (falls gewünscht) servieren.

Cremige Tomaten-Zucchini

Nährwertangaben||300 Kalorien, 19 g Fett, 16 g Protein, Kohlenhydrate, 15 g Salz: 3,1,
Ballaststoffe 2 g

Vorbereitungszeit: 1 Minute, Kochzeit: 3 Minuten, 2 Portionen, Phase: 1,
Schwierigkeitsgrad: EINFACH

ZUTATEN

4 Scheiben Parmaschinken

½ kleine Packung Basilikum

350g Tomaten-Mascarpone-Sauce

250g-Packung Zucchini

ANWEISUNGEN

Schritt 1: Schinken und Basilikum in kleine Stücke reißen. Erhitzen Sie eine Bratpfanne bei mittlerer Hitze und braten Sie den Schinken darin an, bis er knusprig ist.

Schritt 2: Den Schinken mit einem Schaumlöffel auf einen Teller geben. Die Soße in die Pfanne gießen und 1-2 Minuten kochen lassen, dann die Zucchini hinzufügen.

Schritt 3: Noch eine Minute kochen, bis alles durchgewärmt ist. Die Mischung auf Schüsseln verteilen und mit Schinken und Basilikum belegen.

Abendessen

•Rezept für Hähnchen-Käse-Quesadillas

•Rezept für gebackenen Keto-Tofu mit lateinamerikanischer Marinade

•Rezept für gegrillten grünen und gelben Keto-Kürbis mit Basilikum

•Rezept für geröstete Ingwer-Tamari-Lachssteaks

•Keto-Rezept für gebratenes Hähnchen mit Schmetterlingen

•Keto-Walnuss-Fleischbällchen-Rezept

•Rezept für gebackenen Keto-Wels mit Brokkoli und Kräuterbuttermischung

•Schweinefleisch-Gemüse-Eintopf-Italian-Rezept

•Rezept für mit Salat umwickelten Cheddar-Veggie-Burger mit Tomaten und
Hummus

•Rezept für Putenhackbraten mit Pesto und Spinat

Rezept für Hühnchen-Käse-Quesadillas

Nährwertangaben||418,5 Kalorien, 27,6 g Fett, 34 g Protein, Kohlenhydrate, 15 g Salz: 3,1, Ballaststoffe 8,3 g

Vorbereitungszeit: 5 Minuten, Kochzeit: 5 Minuten, 4 Portionen, Phase: 1, Schwierigkeit: Mittel

ZUTATEN

1 Tasse geriebener Monterey-Jack-Käse

8 Tortillas Low Carb Tortillas

8 Unzen gekochte Hähnchenbrust ohne Knochen

2 Unzen geröstete Paprika

3 mittelgroße (4-1/8 Zoll lange) Frühlingszwiebeln oder Frühlingszwiebeln

4 Zweige Koriander

3 Esslöffel ungesalzene Butterstange

ANWEISUNGEN

1: Teilen Sie den Käse auf und verteilen Sie ihn auf vier Tortillas. Lassen Sie dabei an den Rändern einen Abstand von etwa 1 cm frei. Hähnchen, geröstete Paprika und Frühlingszwiebeln in kleine Stücke schneiden und in vier gleiche Portionen teilen. Auf den Käse legen und mit Koriander und dem restlichen Käse bestreuen. Decken Sie jede Tortilla mit einer anderen ab.

2: Erhitzen Sie zwei große beschichtete Pfannen zwei Minuten lang bei mittlerer bis hoher Hitze. Geben Sie in jede Pfanne ein Stück Butter und warten Sie, bis sie schmilzt. In jede Pfanne eine Quesadilla geben und auf jeder Seite zwei bis drei Minuten braten, dabei vorsichtig mit einem breiten Pfannenwender wenden. Machen Sie dasselbe mit der restlichen Butter und den Quesadillas.

3: Schneiden Sie jede Quesadilla in acht Spalten. Wenn Sie möchten, können Sie sie mit Sauerrahm, Salsa, Mini-Paprika und Jalapenos garnieren (denken Sie jedoch daran, dass dadurch mehr Kohlenhydrate hinzugefügt werden).

Rezept für gebackenen Keto-Tofu mit lateinamerikanischer Marinade

Nährwertangaben‖299,1 Kalorien, 25,6 g Protein, Ballaststoffe 0,5 g

Vorbereitungszeit: 5 Minuten, Kochzeit: 30 Minuten, 4 Portionen, Phase: 1,

Schwierigkeitsgrad: Mittel

ZUTATEN

1 Portion Keto-Latin-Marinade

6 Unzen fester Seidentofu

ANWEISUNGEN

1: Befolgen Sie das Atkins-Rezept, um lateinamerikanische Marinade zuzubereiten. Sie benötigen 2 Esslöffel.

2: Nehmen Sie den Tofu aus der Verpackung und tupfen Sie ihn mit einem Papiertuch trocken.

•Schneiden Sie es in 1/4-Zoll-Streifen und bestreichen Sie es mit der Marinade.

3: Heizen Sie den Ofen auf 375° vor und lassen Sie den Tofu mindestens 30 Minuten lang marinieren, bei Bedarf auch länger.

4: Legen Sie den Tofu auf eine gefettete flache Pfanne und backen Sie ihn 15 Minuten lang. Drehen Sie es um und backen Sie es weitere 15 Minuten lang, bis es goldbraun und leicht knusprig ist.

5: Den Tofu sofort servieren oder bis zu 3 Tage im Kühlschrank aufbewahren. Sie können es in einem Salat verwenden oder für ein warmes Gericht aufwärmen.

Keto-Rezept für gegrillten grünen und gelben Kürbis mit Basilikum

Nährwertangaben‖ 56,4 Kalorien, 1,3 g Protein, Ballaststoffe 1,2 g, Fett 4,7 g

Vorbereitungszeit: 6 Minuten, Kochzeit: 6 Minuten, 6 Portionen, Phase: 1,

Schwierigkeitsgrad: Mittel

ZUTATEN

1 Esslöffel Petersilie

3 Esslöffel Basilikum

2 mittelgroße Zucchini

1 mittelgroßer Sommerkürbis

2 Esslöffel Natives Olivenöl Extra

1/2 Teelöffel Salz

1/4 Teelöffel schwarzer Pfeffer

1/16 Flüssigunze frischer Zitronensaft

1/2 Teelöffel Zitronenschale

ANWEISUNGEN

1: Bereiten Sie Ihren Grill oder Grill vor. Etwas Petersilie und Basilikum hacken. In einer Schüssel Zucchini, gelben Kürbis, Öl, Salz und Pfeffer vermischen. Probieren Sie es gut aus.

2: Den Kürbis bei Bedarf portionsweise auf jeder Seite 2-3 Minuten grillen, bis er leicht verkohlt und zart ist. In eine Schüssel geben und Basilikum, Petersilie, Zitronensaft und Zitronenschale untermischen.

Rezept für geröstete Ingwer-Tamari-Lachssteaks

Nährwertangaben‖ 373,1 Kalorien, 47,5 g Protein, Ballaststoffe 0,4 g, Fett 14,3 g

Vorbereitungszeit: 15 Minuten, Kochzeit: 15 Minuten, 4 Portionen, Phase: 3,

Schwierigkeitsgrad: Mittel

ZUTATEN

3/4 Tasse frisch gepresster Orangensaft

8 Esslöffel Tamari-Sojabohnensauce

2 Unzen Ingwer

1 Teelöffel Knoblauch

2 Teelöffel geröstetes Sesamöl

28 Unzen roher Lachs ohne Knochen

ANWEISUNGEN:

1: Bedenken Sie, dass die in diesem Rezept aufgeführten Netto Kohlenhydrate nur die Hälfte der verwendeten Marinade ausmachen.

2: Mischen Sie zunächst Orangensaft, Tamari, Ingwer, Knoblauch und Öl in einen wiederverschließbaren Plastikbeutel. Legen Sie den Lachs in den Beutel und drehen Sie ihn zum Überziehen. Legen Sie den Beutel für 4 Stunden in den Kühlschrank und drehen Sie ihn dabei einmal um. Heizen Sie den Ofen auf 400 °F vor und geben Sie den Lachs in eine Auflaufform. Behalten Sie dabei die Marinade bei. Backen Sie den Lachs, bis er gar ist. Dies sollte etwa 10 Minuten dauern.

3: Während der Lachs backt, gießen Sie die gesamte Marinade bis auf eine halbe Tasse in einen kleinen Topf. Bringen Sie die Marinade bei starker Hitze zum Kochen, reduzieren Sie dann die Hitze auf mittlere Stufe und lassen Sie sie kochen, bis sie eindickt und auf eine halbe Tasse reduziert wird. Dies sollte etwa 5 Minuten dauern. Den Lachs mit der Glasur servieren

Keto-Rezept für gebratenes Hähnchen mit Schmetterlingen

Nährwertangaben | 435,1 Kalorien, 38 g Protein, Ballaststoffe 0, Fett 31,7 g

Vorbereitungszeit: 25 Minuten, Kochzeit: 30 Minuten, 8 Portionen, Phase: 1,

Schwierigkeitsgrad: Mittel

ZUTATEN

1 Esslöffel Natives Olivenöl Extra

64 Unzen ganzes Huhn

3/4 Teelöffel Salz

1/2 Teelöffel Knoblauchpulver

1/2 Teelöffel Rosmarin

1/8 Teelöffel schwarzer Pfeffer

ANWEISUNGEN

•Stellen Sie den Ofenrost in die Mitte und heizen Sie ihn auf 450 °F vor. Fetten Sie den Boden einer großen Bratpfanne mit Olivenöl oder Kochspray ein.

•Nehmen Sie die Innereien aus dem Huhn, spülen Sie den Hohlraum aus und tupfen Sie ihn anschließend trocken. Schneiden Sie mit einer Geflügelschere oder einem scharfen Messer die Mitte des Rückgrats des Hähnchens (nicht die Brustseite) ein.

• Öffnen Sie das Hähnchen und drücken Sie die Brust nach unten, um sie flacher zu machen. Schneiden Sie das Rückgrat ab, indem Sie auf beiden Seiten des ursprünglichen Schnitts einen Zentimeter vertikalen Schnitt machen. Reiben Sie das Hähnchen mit Öl ein und würzen Sie es mit Salz, Knoblauchpulver, Rosmarin und frisch gemahlenem schwarzem Pfeffer.

•Das Hähnchen mit der Brustseite nach oben in den Bräter legen und 30 Minuten braten. Bei Bedarf die Brusthaut mit Folie abdecken und weitere 10 bis 15 Minuten garen, oder bis der Saft beim Anstechen klar wird und das Oberschenkel Fleisch auf einem Fleischthermometer 175 bis 180 °F anzeigt. Lassen Sie das Huhn 10 Minuten ruhen, bevor Sie es tranchieren.

Rezept für Keto-Walnuss-Fleischbällchen

Nährwertangaben | 270 Kalorien, 14,7 Protein, Ballaststoffe 0,7 g, Fett 22,7 g

Vorbereitungszeit: 10 Minuten, Kochzeit: 15 Minuten, 6 Portionen, Phase: 2,

Schwierigkeitsgrad: Mittel

ZUTATEN

3 Esslöffel Sauerrahm (kultiviert)

1/2 Unze Zwiebeln

1/2 Tasse gehackte englische Walnüsse

1/2 Teelöffel Knoblauch

1 1/2 Teelöffel Salz

1 Pfund Rinderhackfleisch (80 % mager / 20 % Fett)

ANWEISUNG

•Heizen Sie Ihren Ofen auf 400 °F vor.

• In einer mittelgroßen Schüssel Rindfleisch, Sauerrahm, weiße Zwiebeln, Walnüsse,

Knoblauch und Salz vermischen.

• Aus der Mischung 24 kleine Fleischbällchen formen und auf ein Backblech legen. 15

Minuten backen, bis sie schön gebräunt sind.

Rezept für gebackenen Keto-Wels mit Brokkoli und Kräuterbuttermischung

Nährwertangaben||371,1 Kalorien, 29,1 g Protein, Ballaststoffe 2,4 g, Fett 25,8 g

Vorbereitungszeit: 5 Minuten, Kochzeit: 15 Minuten, 1 Portionen, Phase: 1,

Schwierigkeitsgrad: Mittel

ZUTATEN

1 Portion Keto-Kräuter-Butter-Mischung

6 Unzen Kanal Wels (gezüchtet)

1 Tasse gehackter Brokkoli

ANWEISUNGEN

•Das Kochen von Fisch in einer Aluminiumfolie Verpackung ist eine großartige Möglichkeit, eine Einzelportion Mahlzeit mit minimalem Reinigungsaufwand zuzubereiten.

• Außerdem können Sie ein Gemüse hinzufügen, um daraus eine komplette Mahlzeit zu machen.

•Um es noch besser zu machen, versuchen Sie es mit einer zusammengesetzten Butter oder dem Atkins-Kräuter-Butter-Mischrezept, das 1 Esslöffel erfordert.

•: Heizen Sie Ihren Backofen auf 350 °F vor. Legen Sie den Wels auf ein quadratisches Stück Folie mit einem Zentimeter Durchmesser und würzen Sie ihn mit Salz und frisch gemahlenem Pfeffer. Ordnen Sie die Brokkoliröschen rund um den Fisch an, falten Sie die Seiten der Folie hoch und drücken Sie sie fest zusammen, um eine versiegelte Packung zu bilden. •10–15 Minuten backen, bis der Fisch schuppig und der Brokkoli zart ist.

•Nehmen Sie das Päckchen aus dem Ofen und geben Sie es in eine Schüssel. Öffnen Sie die Folie und geben Sie einen Esslöffel Kräuterbutter-Mischung auf den Fisch.

Italienisches Rezept für Schweinefleisch-Gemüse-Eintopf

Nährwertangaben||558,2 Kalorien, 50,9 g Protein, Ballaststoffe 5,2 g, Fett 31,8 g

Vorbereitungszeit: 15 Minuten, Kochzeit: 20 Minuten, 1 Portionen, Phase: 3,

Schwierigkeitsgrad: Mittel

ZUTATEN

1/4 Portion Atkins sojafreie Mehlmischung

1/2 Teelöffel Salz

1/2 Teelöffel schwarzer Pfeffer

24 Unzen Schweinebraten (obere Lende, ohne Knochen)

2 Esslöffel Olivenöl

1/2 mittelgroße Zwiebeln (2 1/2 Zoll Durchmesser).

2 Stängel, mittelgroß (7-1/2" - 8" lang) Sellerie

1 mittelgroße (ungefähr 2-3/4" lange, 2-1/2" Durchmesser) grüne Paprika

1/2 Unze Knoblauch

1 mittelgroße Zucchini

8 Unzen gewürfelte Tomaten

1 14,5-Unzen-Dose Hühnerbrühe, Bouillon oder Consomme

1 Esslöffel Basilikum

2 Teelöffel Blätter Oregano

ANWEISUNGEN:

1: Um die sojafreie Atkins-Mehlmischung für dieses Rezept herzustellen, verwenden Sie das Atkins-Rezept und messen Sie 3 Esslöffel ab.

2: Geben Sie die Backmischung, Salz und Pfeffer in eine Plastiktüte. Schneiden Sie das Schweinefleisch in 2,5 cm große Stücke, geben Sie es in den Beutel und schütteln Sie es, bis es bedeckt ist. Dann die Zwiebel würfeln und Sellerie, grüne Paprika und Zucchini hacken.

3: 1 Esslöffel Öl in einem großen Suppentopf oder Schmortopf bei mittlerer bis hoher Hitze erhitzen. Weiße Zwiebel, Sellerie und grüne Paprika dazugeben und 5 Minuten anbraten, bis das Gemüse weich ist. Dann den gehackten Knoblauch hinzufügen und weitere 30 Sekunden anbraten. Anschließend das Gemüse in eine Schüssel geben und beiseite stellen.

4: Wischen Sie den Topf ab und erhitzen Sie das restliche Öl bei mittlerer bis hoher Hitze. Das Schweinefleisch von allen Seiten etwa 5 Minuten anbraten, bis es goldbraun ist. Das sautierte Gemüse zurück in den Topf geben. Zucchini, Tomaten und Brühe hinzufügen und zum Kochen bringen. Die Hitze reduzieren und 10 Minuten köcheln lassen, bis das Schweinefleisch zart ist.

5: Basilikum und Oregano unterrühren, mit Salz und Pfeffer würzen und servieren. Jede Portion besteht aus etwa 1 3/4 Tassen Eintopf. Genießen!

Mit Salat umwickelter Cheddar-Veggie-Burger mit Tomaten-Hummus-Rezept

Nährwertangaben||287,9 Kalorien, 25,4 g Protein, Ballaststoffe 8,2 g, Fett 15,1 g

Vorbereitungszeit: 5 Minuten, Kochzeit: 10 Minuten, 1 Portionen, Phase: 2,

Schwierigkeitsgrad: Mittel

ZUTATEN

1 Burger Alle amerikanischen klassischen fleischlosen Burger

1 mittelgroße ganze rote Tomate (2-3/5 Zoll Durchmesser).

2 Esslöffel Bio Hummus Classic

1 Scheibe (1 Unze) Cheddar-Käse

3 Blätter Kopfsalat (einschließlich Boston- und Bibb-Salat)

ANWEISUNGEN:

1. Eine Pfanne bei mittlerer Hitze erhitzen und einen Teelöffel Öl hinzufügen. Legen Sie den Veggie-Burger in die Pfanne und kochen Sie ihn, indem Sie ihn einmal wenden, bis er durchgeheizt und leicht gebräunt ist.

2. Alternativ können Sie den Veggie-Burger auch in der Mikrowelle zubereiten.

3. Den Burger mit Tomaten, Hummus und Käse belegen.

4. Den Burger in Salatblätter wickeln und genießen!

Rezept für Putenhackbraten mit Pesto und Spinat

Nährwertangaben‖424,6 Kalorien, 38,9 g Protein, Ballaststoffe 4,2 g, Fett 25,5 g

Vorbereitungszeit: 20 Minuten, Kochzeit: 40 Minuten, 4 Portionen, Phase: 2,

Schwierigkeitsgrad: Mittel

ZUTATEN

4 Portionen Atkins Low Carb Weizenbrot

16 Unzen gemahlener Truthahn

1 10-Unzen-Packung gefrorener gehackter Spinat

1 großes Ei (ganz)

1/4 Tasse Sahne

1 Knoblauchzehe

1 Teelöffel Blatt Oregano

1/2 Teelöffel Salz

1/4 Teelöffel schwarzer Pfeffer

3 Esslöffel Pesto-Sauce

ANWEISUNGEN

•Befolgen Sie diese Anweisungen, um Atkins kohlenhydratarmes Weizenbrot zuzubereiten: Toasten Sie 4 Scheiben Brot (oder verwenden Sie altbackenes Brot) und verarbeiten Sie sie in einer Küchenmaschine zu Semmelbröseln.

•Dann machen Sie 3 Esslöffel Basilikum Pesto oder verwenden Sie im Laden gekauftes Pesto. Heizen Sie den Ofen auf 375 °F vor.

• In einer großen Schüssel Truthahn und Spinat vermischen, bis eine einheitliche Masse entsteht. Semmelbrösel, Ei, Pesto, Sahne, gehackten Knoblauch, Oregano, Salz und Pfeffer in die Schüssel geben und vermengen.

• Geben Sie die Mischung in eine Kastenform und backen Sie sie 45–50 Minuten lang oder bis ein sofort ablesbares Thermometer in der Mitte 160 °F anzeigt. Lassen Sie das Brot 5 Minuten abkühlen, bevor Sie es in Scheiben schneiden.

Salate

•Keto-Radieschen mit Feta und Minze Salat-Rezept

•Salat mit Hühnchen, Speck, Tomaten,

•Gurken-Dill-Salat-Rezept

•Rezept für Rucola-, Birnen- und Haselnuss Salat

•Brokkolisalat mit Speck

•Rezepte für gehackten Power-Salat mit Hühnchen

•Gehackter Guacamole-Salat

•Gewürztes gegrilltes Hähnchen mit Blumenkohl-Reis-Tabouleh

•Gemischter Gemüsesalat mit Limettendressing

   •Verwenden Sie einen Löffel gehackten Salat mit Tomaten, Gurken und roten

Kalamata-Zwiebeln

   Oliven

Keto-Radieschen mit Feta-Minz-Salat-Rezept

Nährwertangaben||141,5 Kalorien|,2,8g Protein,,Ballaststoffe:0,2g,|Fett:14,1

Vorbereitungszeit: 10 Minuten, Kochzeit: 0 Minuten, 4 Portionen, Phase: 1,

Schwierigkeitsgrad: Moderat

ZUTATEN

2 große Radieschen (1 bis 1-1/4 Zoll Durchmesser).

1/2 Tasse zerbröckelter Feta-Käse

4 Esslöffel Pfefferminze (Minze)

3 Esslöffel Natives Olivenöl Extra

2 Teelöffel frischer Zitronensaft

1/8 Teelöffel Salz

1/8 Teelöffel schwarzer Pfeffer

ANWEISUNGEN

In Scheiben geschnittene Radieschen, Käse, gehackte Minze, Öl und Zitronensaft vermischen. Salz und Pfeffer bestreuen und schon ist es servierfertig.

Atkins Chef Salat aus Hühnchen, Speck, Tomate, Avocado und Käse

Nährwertangaben||469 Kalorien|,235,2g Protein|Ballaststoffe:7,3 g,|Fett:32,3g

Vorbereitungszeit: 10 Minuten, Kochzeit: 10 Minuten, 4 Portionen, Phase: 1,

Schwierigkeitsgrad: Moderat

ZUTATEN

:1 mittelgroße Scheibe (Resultat nach dem Kochen) Speck

6 Unzen rohe Hühnerbrust

1/2 mittelgroße ganze (2-3/5 Zoll Durchmesser) rote Tomaten

Jeweils 1/2 kalifornische Avocados

1 Tasse Frühlingssalat

1/4 Tasse gewürfelter Monterey-Jack-Käse

ANWEISUNGEN

1: Braten Sie den Speck an und legen Sie ihn auf ein Papiertuch, um das überschüssige Fett aufzusaugen.

2: Pochieren Sie das Huhn in einer Pfanne mit 2,5 cm Wasser bei mittlerer Hitze, bis es gar ist, etwa 8 Minuten. Abkühlen lassen und dann in kleine Stücke schneiden. Mit Salz und Pfeffer abschmecken.

3: Die Tomate würfeln und die Avocado in Scheiben schneiden. Salat, Speck, Hühnchen, Tomate, Avocado und Käse vermischen.

4: Mischen Sie den Salat mit einem kohlenhydratarmen Dressing Ihrer Wahl und passen Sie die Gewürze nach Bedarf an.

Rezept für Gurken-Dill-Salat

Nährwertangaben||27,6 Kalorien|,1g Protein|Ballaststoffe:0,8g,|Fett:0,2g

Vorbereitungszeit: 10 Minuten, Kochzeit: 0 Minuten, 4 Portionen, Phase: 1,

Schwierigkeitsgrad: Moderat

ZUTATEN

8 Esslöffel Weißweinessig

1/4 Tasse Dillzweig

2 Teelöffel Süßstoff auf Sucralose-Basis (Zuckerersatz)

1 Teelöffel Salz

2 Gurken (8-1/4") Gurke (mit Schale)

ANWEISUNGEN

Essig, Dill, Zuckerersatz und Salz in einer Schüssel vermischen. Geben Sie die gehackten Gurken hinein und rühren Sie vorsichtig um, bis sie bedeckt sind. Lassen Sie die Aromen 30 Minuten lang im Kühlschrank vermischen. Entfernen Sie vor dem Servieren überschüssige Flüssigkeit.

Rezept für Rucola-, Birnen- und Haselnuss Salat

Nährwertangaben||252,6 Kalorien|,7,7g Protein|Ballaststoffe:4,9g,|Fett:20,6g

Vorbereitungszeit: 10 Minuten, Kochzeit: 0 Minuten, 4 Portionen, Phase: 3,

Schwierigkeitsgrad: Mittel

ZUTATEN

2 Portionen Keto-Ahorn-Dijon-Vinaigrette

40 Nüsse Haselnüsse oder Haselnüsse

10 Unzen Rucola (Rucola)

1/2 Tasse zerbröckelter Gorgonzola-Käse

1 Birne, mittelgroß (ca. 2 1/2 pro Pfund) Birnen

ANWEISUNGEN

1: Für dieses Rezept verwenden Sie das Atkins-Rezept, um Ahorn-Dijon-Vinaigrette zuzubereiten. Sie benötigen 4 Esslöffel oder 1/4 Tasse. Dieser Salat passt hervorragend zu Lachs.

2: Um die Haselnüsse fertig zu machen, rösten Sie sie etwa 15 Minuten lang in einer trockenen Pfanne oder im Ofen bei 350 °F (bei beiden Methoden 2-3 Mal umrühren). Sobald sie fertig sind, abkühlen lassen und die Außenhaut abreiben, dann grob hacken und beiseite stellen.

3: Mischen Sie die Ahorn-Dijon-Vinaigrette und vermengen Sie 4 Esslöffel mit Rucola und Gorgonzola-Käse.

4: Den Salat auf die Teller legen.

5: Mit den fächerförmig angeordneten Birnenscheiben belegen und mit den Haselnüssen bestreuen.

Brokkolisalat mit Speck

Nährwertangaben||246 Kalorien|,5 g Protein|,|Fett:22g|Kohlenhydrate:5g

Vorbereitungszeit: 20 Minuten, Kochzeit: 0 Minuten, 5 Portionen, Phase: 3,

Schwierigkeitsgrad: Mittel

Zutaten

½ Tasse Mayonnaise

1 Esslöffel Vollkornsenf

1 Esslöffel Apfelessig

1 kleine Knoblauchzehe, gerieben

1 Teelöffel Zucker

¼ Teelöffel gemahlener Pfeffer

4 Tassen fein gehackte Brokkoli-Kronen

1 Tasse fein gehackter Blumenkohl

¼ Tasse fein gehackte rote Zwiebel

3 Scheiben gekochter Speck, gehackt (1/4 Tasse)

3 Esslöffel Sonnenblumenkerne, geröstet

ANWEISUNGEN

In einer großen Schüssel Mayonnaise, Senf, Essig, Knoblauch, Zucker und Pfeffer vermischen. Brokkoli, Blumenkohl, Zwiebeln, Speck und Sonnenblumenkerne dazugeben und umrühren, bis alles gleichmäßig bedeckt ist. Wenn Sie dies im Voraus zubereiten möchten, können Sie es bis zu einem Tag im Kühlschrank aufbewahren. Genießen Sie Ihre köstliche Schüssel Brokkolisalat!

Gehackter Power-Salat mit Hühnchen-Rezepten

Nährwertangaben||446 Kalorien|,49 Protein|,|Fett:22g|Kohlenhydrate:14g

Vorbereitungszeit: 20 Minuten, Kochzeit: 0 Minuten, 4 Portionen, Phase: 3,

Schwierigkeitsgrad: Mittel

Zutaten

¼ Tasse natives Olivenöl extra

3 Esslöffel Zitronensaft

1 Knoblauchzehe, gerieben

½ Teelöffel getrockneter Oregano

½ Teelöffel Zucker

¼ Teelöffel Salz

¼ Teelöffel gemahlener Pfeffer

4 Tassen zerrissener grüner Salat

4 Tassen Babyspinat

2 Tassen zerkleinertes gekochtes Hühnchen

1 Tasse halbierte Traubentomaten

1 Tasse halbierte und in Scheiben geschnittene Gurke

½ Tasse geschnittene rote Zwiebel

⅓ Tasse geschnittene Peperoncini

⅓ Tasse zerbröselter Feta-Käse

2 Esslöffel geröstete, ungesalzene Sonnenblumenkerne

ANWEISUNGEN

•In einer großen Schüssel Öl, Zitronensaft, Knoblauch, Oregano, Zucker, Salz und Pfeffer vermischen.

•Fügen Sie Salat, Spinat, Hühnchen, Tomaten, Gurken, Zwiebeln und Peperoncini hinzu und rühren Sie alles gut durch, bis alles bedeckt ist.

•Zum Schluss etwas Feta und Sonnenblumenkerne darüber streuen und servieren.

Gehackter Guacamole-Salat

Nährwertangaben||416 Kalorien|,29g Protein|,|Fett:22g|Kohlenhydrate:16g

Vorbereitungszeit: 20 Minuten, Kochzeit: 0 Minuten, 4 Portionen, Phase: 3,

Schwierigkeitsgrad: Mittel

ZUTATEN

2 Esslöffel Rapsöl oder Avocadoöl

2 Esslöffel Limettensaft

1 Knoblauchzehe, gerieben

¼ Teelöffel Salz

¼ Teelöffel gemahlener Pfeffer

4 Tassen gehackter Römersalat

2 reife Avocados, gewürfelt

1 Tasse Traubentomaten, geviertelt

¼ Tasse geschnittene rote Zwiebel

1 Esslöffel gehackter eingelegter Jalapeño-Pfeffer

ANWEISUNGEN

•In einer großen Schüssel Öl, Limettensaft, Knoblauch, Salz und Pfeffer vermischen.

• Römersalat, Avocado, Tomaten, Zwiebeln und Jalapeño vorsichtig in der Schüssel
vermischen und vermengen, bis alles gleichmäßig bedeckt ist.

Gewürztes gegrilltes Hähnchen mit Blumenkohl-Reis-Tabouleh

Nährwertangaben||341 Kalorien|,28g Protein|,|Fett:22g|Kohlenhydrate:9g

Vorbereitungszeit: 30 Minuten, Kochzeit: 0 Minuten, 4 Portionen, Phase: 3,

Schwierigkeitsgrad: Mittel

ZUTATEN

5 Esslöffel natives Olivenöl extra, geteilt

2 ½ Teelöffel gemahlener Kreuzkümmel, geteilt

1 ½ Teelöffel getrockneter Majoran

¾ Teelöffel Salz, geteilt

¼ Teelöffel gemahlener Piment

¼ Teelöffel Cayennepfeffer

1 Pfund Hähnchenbrust ohne Knochen und Haut, getrimmt

¼ Tasse Zitronensaft

2 Tassen frischer Reis Blumenkohl (siehe Tipp)

2 Tassen glatte Petersilienblätter

1 Tasse gewürfelte Gurke

1 Tasse halbierte Kirschtomaten

¼ Tasse geschnittene Frühlingszwiebeln

ANWEISUNGEN:

1: Heizen Sie Ihren Grill auf eine mittlere bis hohe Temperatur vor.

2: Mischen Sie in einer kleinen Schüssel zwei Esslöffel Öl, zwei Teelöffel Kreuzkümmel, Majoran, einen halben Teelöffel Salz, Piment und Cayennepfeffer. Anschließend die Mischung auf das Hähnchen streichen.

3: Grillen Sie das Hähnchen und wenden Sie es gelegentlich, bis ein sofort ablesbares Thermometer, das in die dickste Stelle des Hähnchens eingeführt wird, 165 Grad Fahrenheit anzeigt. Dies sollte etwa 10 bis 12 Minuten dauern.

4: Während das Huhn kocht, verquirlen Sie den Zitronensaft, die restlichen drei Esslöffel Öl, einen halben Teelöffel Kreuzkümmel und einen viertel Teelöffel Salz in einer großen Schüssel. Dann den geriebenen Blumenkohl, die Petersilie, die Gurke, die Tomaten und die Frühlingszwiebeln hinzufügen und alles vermischen.

5: Sobald das Huhn fertig ist, legen Sie es auf ein sauberes Schneidebrett und lassen Sie es fünf Minuten ruhen. Dann das Hähnchen in dünne Scheiben schneiden und über dem Taboulé servieren.

Tipp: Um die Gemüseportionen zu erhöhen, ersetzen Sie den Bulgur durch geriebenen Blumenkohl. Wenn Sie gefrorenen Blumenkohl verwenden, kochen Sie ihn gemäß der Packungsanleitung, lassen Sie ihn abkühlen und tupfen Sie ihn vor der Verwendung trocken.

Gemischter Gemüsesalat mit Limettendressing

Nährwertangaben||214 Kalorien|,28g Protein|,|Fett:8g|Kohlenhydrate:9g

Vorbereitungszeit: 15 Minuten, Kochzeit: 10 Minuten, 6 Portionen, Phase: 3,

Schwierigkeitsgrad: Mittel

Zutaten

¼ Tasse Rapsöl

¼ Tasse natives Olivenöl extra

3 Esslöffel Limettensaft

1 ½ Esslöffel fein gehackter frischer Koriander

½ Teelöffel Salz

½ Teelöffel gemahlener Pfeffer

2 Tassen gemischtes Gemüse (gedämpft: geschnittene kleine rote Kartoffeln, Karotten

oder Rüben, grüne Bohnen, Erbsen; roh: geschnittene Radieschen, Gurken oder Tomaten)

6 Blätter Römer- oder Blattsalat

1 kleiner Bund Brunnenkresse, große Stiele entfernt

1 hartgekochtes großes Ei, in Scheiben schneiden

1 dicke Scheibe rote Zwiebel, in Ringe geschnitten

Zerbröckeltes mexikanisches Queso-Fresko, Feta oder Bauernkäse zum Garnieren

ANWEISUNGEN

• Raps- und Olivenöl, Limettensaft, Koriander, Salz und Pfeffer in einer Schüssel

vermischen, bis alles gut vermischt ist. Geben Sie dann das gemischte Gemüse hinzu und

rühren Sie es gut durch, damit es bedeckt ist.

•Als nächstes legen Sie eine große Platte mit Salat aus und geben das angemachte

Gemüse darauf. Umgeben Sie die Platte mit Brunnenkresse und fügen Sie nach Belieben

Ei, Zwiebeln und Käse hinzu.

Mit einem Löffel gehackter Salat mit Tomaten, Gurken, roten Zwiebeln und Kalamata-Oliven

Nährwertangaben||91 Kalorien|,1g Protein|,|Fett:6g|Kohlenhydrate:1g

Vorbereitungszeit: 15 Minuten, Kochzeit: 15 Minuten, 6 Portionen, Phase: 3, Schwierigkeitsgrad: Mittel

Zutaten

2 Esslöffel natives Olivenöl extra

2 Esslöffel Rotweinessig

1 Teelöffel Dijon-Senf

½ Teelöffel Salz

½ Teelöffel gemahlener Pfeffer

1 mittelgroße englische Gurke, gewürfelt

1 Pfund reife Tomaten, gewürfelt

⅓ Tasse gewürfelte rote Zwiebel

⅓ Tasse geschnittene Kalamata-Oliven

¼ Tasse gehackte frische Petersilie

Feta-Käse (optional)

ANWEISUNGEN

•Öl, Essig, Senf, Salz und Pfeffer in einer großen Schüssel vermischen.

• Gurken, Tomaten, Zwiebeln, Oliven und Petersilie in die Mischung geben. Nach Belieben mit Feta-Käse servieren.

Vorspeise

•Brokkoli-Rabe-Parmigiano-Rezept •Keto-Ei-Tropfen-Suppe-Rezept

•Rezept für mediterranen Gemüse- und Eiersalat

•Rezept für Pak Choi mit Frühlingszwiebeln und Erdnüssen

•Keto-Escarole mit Pancetta-Rezept

•Rezept zum Anbraten von Rindfleisch, Frühlingszwiebeln und roter Paprika

•Einfaches Tomatensalat-Rezept

•Pilz-Schalotten-Melange-Rezept

•Rezept für grüne Zitronen-Basilikum-Bohnen

•Rezept für Atkins-Kekse

Brokkoli-Rabe-Parmesan-Rezept

Nährwertangaben||112 Kalorien, 8,1 g Protein, Ballaststoffe 3,9 g, Fett 7,6 g

Vorbereitungszeit: 10 Minuten, Kochzeit: 10 Minuten, 6 Portionen, Phase: 1,

Schwierigkeitsgrad: Mittel

ZUTATEN

2 Esslöffel Natives Olivenöl Extra

2 Knoblauchzehen

1/4 Teelöffel zerstoßene rote Pfefferflocken

2 Pfund frischer Broccoli Rabe

1/4 Tasse Leitungswasser

2 Esslöffel frischer Zitronensaft

2 Teelöffel Zitronenschale

1/8 Teelöffel Salz

1/8 Teelöffel schwarzer Pfeffer

1/2 Tasse Parmesankäse (gerieben)

ANWEISUNGEN:

1: Broccoli Rabe hat Stängel von 6 bis 9 Zoll und Büschel kleiner Broccoli-ähnlicher Knospen. Er hat einen bittereren Geschmack als normaler Brokkoli. Es kann durch Anbraten oder Schmoren zubereitet werden.

2: Wenn Sie lieber Brokkoli verwenden möchten, können Sie ihn in diesem Rezept ersetzen. Schneiden Sie einen 2 Pfund schweren Brokkolikopf in kleine Röschen, schälen Sie dann die Stiele und schneiden Sie sie in 1/2-Zoll-Stücke.

3: Etwas Öl in einer großen, tiefen Pfanne bei mittlerer bis hoher Hitze erhitzen. Gehackten Knoblauch und Pfeffer Flocken hinzufügen; 30 Sekunden anbraten. Dann Broccoli Rabe, Wasser, Zitronensaft und Zitronenschale hinzufügen; alles miteinander vermischen.

4: Decken Sie die Pfanne ab und kochen Sie sie bei mittlerer Hitze 8 Minuten lang oder bis der Broccoli Rabe knusprig und zart ist.

5: Nach Geschmack Salz und frisch gemahlenen schwarzen Pfeffer hinzufügen. Das Gericht auf einen Servierteller geben und mit Parmesan bestreuen.

Rezept für Keto-Eiertropfensuppe

Nährwertangaben||79,4 Kalorien, 7,7 g Protein, Ballaststoffe 0,2 g, Fett 4,3 g

Vorbereitungszeit: 5 Minuten, Kochzeit: 10 Minuten, 4 Portionen, Phase: 1,

Schwierigkeitsgrad: Mittel

ZUTATEN

2 14,5-Unzen-Dosen Hühnerbrühe, Bouillon oder Consomme

1 Teelöffel Ingwer

2 große Eier (ganz)

2 mittelgroße (4-1/8 Zoll lange) Frühlingszwiebeln oder Frühlingszwiebeln

1/2 Teelöffel geröstetes Sesamöl

ANWEISUNGEN

•In einem mittelgroßen Topf die Brühe und den gehackten Ingwer bei starker Hitze erhitzen, bis es kocht.

•Dann die Hitze auf köcheln reduzieren und das Ei langsam hineingießen, sodass dünne gelbe Fäden entstehen.

• Sobald Sie fertig sind, schalten Sie den Herd aus und fügen Sie die gewürfelten Frühlingszwiebeln, Sesamöl und Sojasauce nach Geschmack hinzu. Sofort servieren!

Rezept für mediterranen Gemüse- und Eiersalat

Nährwertangaben‖371,7 Kalorien, 10,7 g Protein, Ballaststoffe 2,5 g, Fett 31,7 g

Vorbereitungszeit: 15 Minuten, Kochzeit: 0 Minuten, 4 Portionen, Phase: 1,

Schwierigkeitsgrad: Mittel

ZUTATEN

2 Esslöffel Rotweinessig

1 Teelöffel Dijon-Senf

1/4 Teelöffel Salz

1/4 Teelöffel schwarzer Pfeffer

1/3 Tasse Natives Olivenöl Extra

1 14,5-Unzen-Glas marinierte Artischockenherzen

1 Tasse Kirschtomate

4 Unzen schwarze Oliven

1 Esslöffel abgetropfte Kapern

1 Unze, roh, rote Zwiebeln

2 Esslöffel Petersilie

6 große gekochte Eier

4 Tassen frischer Römersalat

ANWEISUNGEN

•Zubereitung des Dressings: Geben Sie Essig, Senf, Salz und Pfeffer in ein Glas mit dicht schließendem Deckel. Schütteln Sie es, fügen Sie dann das Öl hinzu und schütteln Sie es erneut, um es zu vermischen.

Für den Salat:

•Artischockenherzen, geviertelte Tomaten, geschnittene Oliven, Kapern, gehackte Zwiebeln und Petersilie in eine Schüssel geben; 2 Esslöffel Dressing dazugeben und alles vermischen.•Zum Servieren: Den Salat in eine Servierschüssel geben, mit der Artischockenmischung und den in Scheiben geschnittenen oder gehackten Eiern belegen und dann mit dem restlichen Dressing beträufeln. Genießen!

Rezept für Bok Choy mit Frühlingszwiebeln und Erdnüssen

Nährwertangaben‖125,7 Kalorien, 6,5 g Protein, Ballaststoffe 3,2 g, Fett 8,6 g

Vorbereitungszeit: 5 Minuten, Kochzeit: 10 Minuten, 4 Portionen, Phase: 3,

Schwierigkeitsgrad: Mittel

ZUTATEN

2 Esslöffel Tamari-Sojabohnensauce

1 Flüssigunze Leitungswasser

1 Päckchen Splenda

1 Esslöffel Raps-Pflanzenöl

1 Teelöffel Sesamöl

32 Unzen frischer Pak Choi

4 mittelgroße (4-1/8 Zoll lange) Frühlingszwiebeln oder Frühlingszwiebeln

1 1/2 Teelöffel Knoblauch

1/8 Teelöffel rote Chilischote, zerstoßen

1/4 Tasse Erdnüsse

ANWEISUNGEN:

Für dieses Rezept empfehlen wir die Verwendung von Baby-Pak Choi. Sie benötigen etwa zwei Pfund, also etwa acht Köpfe.

•In einer kleinen Schüssel Tamari, Wasser und einen Zuckerersatz (1 TL oder 1 Päckchen) vermischen.

•In einem Wok oder einer großen, tiefen Pfanne Raps- und Sesamöl bei mittlerer bis hoher Hitze erhitzen. Fügen Sie nach Belieben Pak Choi, Frühlingszwiebeln, Knoblauch, die Sojasaucen Mischung und Pfefferflocken hinzu. Unter Rühren braten, bis der Pak Choi zusammenfällt. Dies sollte etwa 3 Minuten dauern.

•Zuletzt die Erdnüsse unterrühren und sofort servieren. Genießen!

Keto-Escarole mit Pancetta-Rezept

Nährwertangaben‖191,8 Kalorien, 6,7 g Protein, Ballaststoffe 5,2 g, Fett 15,5 g

Vorbereitungszeit: 5 Minuten, Kochzeit: 20 Minuten, 4 Portionen, Phase: 1,

Schwierigkeitsgrad: Mittel

ZUTATEN

3 Unzen natürliches Pancetta

1 Esslöffel Natives Olivenöl Extra

1 kleine Zwiebel

1 Teelöffel Knoblauch

16 Unzen Escarole

1/2 Teelöffel Salz

1/4 Teelöffel schwarzer Pfeffer

ANWEISUNGEN

•In einer großen Pfanne bei mittlerer Hitze die Pancetta kochen, bis das Fett schmilzt. Bewahren Sie zwei Esslöffel Fett auf und hacken Sie dann die Zwiebel und den Knoblauch.

•Öl und Zwiebel in die Pfanne geben und fünf Minuten braten, bis die Zwiebel weich ist. Dann den gehackten Knoblauch hinzufügen und eine weitere Minute kochen lassen. Als nächstes fügen Sie die Eskariole, Salz und Pfeffer hinzu und vermischen alles.

• Decken Sie die Pfanne ab und kochen Sie sie zehn Minuten lang, bis die Eskariole zusammenfällt. Erhöhen Sie abschließend die Hitze auf mittlere bis hohe Stufe und kochen Sie das Ganze fünf Minuten lang, damit der größte Teil der Flüssigkeit verdampft.

Rezept zum Anbraten von Rindfleisch, Frühlingszwiebeln und roter Paprika

Nährwertangaben||387,5 Kalorien, 37,5 g Protein, Ballaststoffe 2,1 g, Fett 22,9 g

Vorbereitungszeit: 10 Minuten, Kochzeit: 10 Minuten, 4 Portionen, Phase: 1,

Schwierigkeitsgrad: Mittel

ZUTATEN

5 Unzen Steak

1/4 Tasse gehackte Frühlingszwiebeln oder Frühlingszwiebeln

1/2 Tasse gehackte süße rote Paprika

1/4 Tasse geriebener Mozzarella-Käse (Vollmilch)

ANWEISUNGEN

•In einer kleinen Pfanne etwas Öl bei mittlerer bis hoher Hitze erhitzen und die Rindfleischstreifen 1–2 Minuten anbraten.

•Dann die Frühlingszwiebeln und die rote Paprika hinzufügen und kochen, bis das Rindfleisch gebräunt und die Paprika weich sind. Mit Salz und Pfeffer abschmecken und überschüssiges Fett abtropfen lassen.

•Die Fleischmischung auf einen Teller legen und mit Käse belegen und schmelzen lassen.

Einfaches Tomatensalat-Rezept

ErnährungsFakten‖51,5 Kalorien, 1,1 g Protein, Ballaststoffe 1,4 g, Fett 3,6 g

Vorbereitungszeit: 5 Minuten, Kochzeit: 5 Minuten, 4 Portionen, Phase: 1,

Schwierigkeitsgrad: Mittel

ZUTATEN

1 Pfund rote Tomate

2 Esslöffel Petersilie

1 Esslöffel Natives Olivenöl Extra

1/8 Teelöffel Salz

1/8 Teelöffel schwarzer Pfeffer

ANWEISUNGEN

•In einer Schüssel gewürfelte Tomaten mit ihrem Saft, gehackter Petersilie und Öl vermischen. •Vorsichtig umrühren, mit Salz und Pfeffer würzen und schon kann es serviert werden!

Rezept für Pilz-Schalotten-Melange

Nährwertangaben||107,1 Kalorien, 3,9 g Protein, Ballaststoffe 1,4 g, Fett 8,1 g

Vorbereitungszeit: 15 Minuten, Kochzeit: 30 Minuten, 4 Portionen, Phase 2,

Schwierigkeitsgrad: Mittel

ZUTATEN

16 Unzen Holzstücke und -stiele

1 1/2 Esslöffel ungesalzene Butter Stange

1 Esslöffel Natives Olivenöl Extra

2 Unzen Schalotten

1/2 Unze Sauvignon Blanc Wein

1/2 Teelöffel Blatt getrocknete Thymianblätter

1/2 Teelöffel Majoran (getrocknet)

1/2 Teelöffel Salz

1/4 Teelöffel schwarzer Pfeffer

1/4 Tasse Petersilie

ANWEISUNGEN

•In einer großen Pfanne Butter und Öl bei mittlerer bis hoher Hitze erhitzen. Die gewürfelten Schalotten dazugeben und 3 Minuten anbraten, bis sie weich sind. Dann die in Scheiben geschnittenen Pilze dazugeben und 10 Minuten kochen lassen, bis sie ihren Saft abgeben.

• Wein, Thymian, Majoran, Salz und Pfeffer hinzufügen.

• Reduzieren Sie die Hitze auf eine niedrige Stufe und kochen Sie 15 Minuten lang weiter, bis die Pilzmischung fast trocken ist. Zum Schluss die Petersilie unterrühren.

Rezept für grüne Zitronen-Basilikum-Bohnen

Nährwertangaben||87,1 Kalorien, 2,2 g Protein, Ballaststoffe 4,1 g, Fett 5,9 g

Vorbereitungszeit: 5 Minuten, Kochzeit: 5 Minuten, 4 Portionen, Phase 1,

Schwierigkeitsgrad: Mittel

ZUTATEN

1 Pfund grüne Bohnen

2 Esslöffel ungesalzene Butter Stange

3 Teelöffel Zitronenschale

4 Esslöffel Basilikum

ANWEISUNGEN

•Bringen Sie einen großen Topf Wasser zum Kochen und fügen Sie eine großzügige Prise Salz hinzu. Kochen Sie die grünen Bohnen 3 Minuten lang, bis sie gerade zart, aber noch nicht vollständig gekocht sind.

•Die Bohnen in einem Sieb abtropfen lassen und beiseite stellen.

Im selben Topf die Butter bei starker Hitze schmelzen.

• Fügen Sie die grünen Bohnen, Zitronenschale, Salz und Pfeffer (nach Geschmack) hinzu. 3-4 Minuten anbraten, bis die Bohnen zart-knusprig sind. Den Topf vom Herd nehmen, das Basilikum untermischen und sofort servie

Rezept für Atkins-Kekse

Nährwertangaben‖115,9 Kalorien, 3,1 g Protein, Ballaststoffe 0,6 g, Fett 11 g

Vorbereitungszeit: 25 Minuten, Kochzeit: 20 Minuten,,Phase 3,,Schwierigkeit: Mittel

ZUTATEN

2 1/2 Portionen sojafreie Atkins-Mehlmischung

1 1/2 Teelöffel Backpulver (einfaches Phosphat, doppelt wirkend)

3/4 Teelöffel Salz

1 einzelne Packung Sucralose-basierter Süßstoff (Zuckerersatz)

1/2 Tasse ungesalzene Butter Stange

1 Tasse Sahne

ANWEISUNGEN

•Befolgen Sie diese Schritte, um köstliche Atkins-Kekse mit sojafreier Mehlmischung zuzubereiten! Heizen Sie zunächst Ihren Backofen auf 425 °F vor und stellen Sie einen Rost in das obere Drittel des Ofens.

•Dann vermischen Sie 2 1/2 Tassen der Mehlmischung, Backpulver, Zuckerersatz und Salz in einer großen Schüssel.

•Schneiden Sie die Butter in kleine Stücke und geben Sie sie mit einem Mixer oder den Fingerspitzen zu den trockenen Zutaten, bis die Mischung groben Krümeln ähnelt. •Die Sahne einfüllen und leicht umrühren. Als nächstes besprühen Sie ein Schneidebrett mit Olivenöl und geben den Teig darauf.

•Besprühen Sie Ihre Hände mit Öl und kneten Sie den Teig ein paar Mal, bis er vermischt ist, aber überkneten Sie ihn nicht.

• Den Teig zu einem 1/2–3/4 Zoll dicken Kreis ausrollen und mit einem Keksausstecher mit einem Durchmesser von 2¼ Zoll die Kekse formen. Machen Sie aus den Resten einen zusätzlichen Keks, anstatt den Teig erneut auszurollen.

• Legen Sie die Kekse auf ein mit Mehl bestreutes Backblech und bestreichen Sie die Oberfläche nach Belieben mit zerlassener Butter.

• 12–11 Minuten backen oder bis sie goldbraun sind, dabei in den letzten Minuten genau beobachten, um sicherzustellen, dass sie nicht anbrennen. Zum Schluss die Kekse aus dem Ofen nehmen und zum Abkühlen auf ein Kuchengitter legen. Genießen!

Vegane Rezepte

- Atkins veganer Pfannkuchen
- Veganer Burrito
- Vegane Bananenpfannkuchen
- Vegane Ramen
- Vegane Grünkohl-Pesto-Nudeln
- Vegane Tajine
- Veganer Tassenkuchen
- Veganer French Toast
- Vegane Schokoladenstückchen
- Vegane Salatschüssel

Veganer Atkins-Pfannkuchen

Nährwertangaben||90 Kalorien, 3 g Protein, 1 g Ballaststoffe, 1 g Fett, 0,2 g Kohlenhydrate

Vorbereitungszeit: 5 Minuten, Kochzeit: 30 Minuten, Phase 3, Schwierigkeitsgrad: Einfach, Portionen (16 Pfannkuchen)

ZUTATEN

300 g selbstaufziehendes Mehl

1 TL Backpulver

1 EL Zucker (jegliche Sorte)

1 EL Vanilleextrakt

400 ml pflanzliche Milch (z. B. Hafer-, Mandel- oder Sojamilch)

1 EL Pflanzenöl zum Kochen

Zum Servieren (optional)

Bananenscheiben, Blaubeeren, Ahornsirup, vegane Schokoladenstückchen, pflanzlicher Joghurt

ANWEISUNGEN

In einer Schüssel Mehl, Backpulver, Zucker, Vanilleextrakt und eine Prise Salz mit einem Schneebesen vermischen, bis alles gut vermischt ist. Nach und nach die Milch hinzufügen, bis ein dicker, glatter Teig entsteht.

Etwas Öl in einer beschichteten Bratpfanne bei mittlerer bis niedriger Hitze erhitzen. Jeweils 2–3 Esslöffel Teig in die Pfanne geben, sodass kleine, runde Pfannkuchen entstehen. 3-4 Minuten kochen, bis die Ränder fest sind und Blasen auf der Oberfläche erscheinen. Drehen Sie die Pfannkuchen um und backen Sie sie weitere 2–3 Minuten, bis sie auf beiden Seiten goldbraun und durchgebacken sind. Halten Sie die fertigen Pfannkuchen in einem niedrigen Ofen warm, während Sie den Rest backen.

Servieren Sie die Pfannkuchen gestapelt mit vielen Belägen Ihrer Wahl oder stellen Sie Schüsseln mit Belägen bereit, damit sich jeder selbst bedienen kann.

Veganer Burrito

Nährwertangaben||513 Kalorien, 16 g Protein, 9 g Ballaststoffe, 1 g Fett, 0,2 g Kohlenhydrate

Vorbereitungszeit: 10 Minuten, Kochzeit: 30 Minuten, Phase 3, Schwierigkeitsgrad: Einfach, Portionen 4

ZUTATEN

4 große oder 8 kleine Tortilla-Wraps

2 große Handvoll Spinatblätter, zerkleinert

1 Avocado, dünn geschnitten (optional)

scharfe Soße zum Servieren

Für die schwarzen Chipotle-Bohnen

1 EL Öl

1 Knoblauchzehe, zerdrückt

1 EL Chipotle-Paste

400 g gehackte Tomaten aus der Dose

400 g schwarze Bohnen, abgetropft

1 Bund Koriander, gehackt

Für den Limetten- und roten Zwiebeln Reis

250 g Vollkornreis, gekocht und abgetropft

1 Limette, entsaftet

½ rote Zwiebel, sehr fein gehackt

50 g Haselnüsse, grob gehackt

ANWEISUNGEN

Schritt 1:

Um die Bohnen zuzubereiten, erhitzen Sie zunächst etwas Öl in einer Pfanne und braten Sie den Knoblauch eine Minute lang an. Dann die Chipotle-Paste und die Tomaten unterrühren. Lassen Sie es köcheln und würzen Sie es mit Salz. Weiter köcheln lassen, bis es eindickt, dann die Bohnen hinzufügen und kochen, bis das Wasser verdampft ist. Zum Schluss den Koriander unterrühren.

Schritt 2:

Wenn Sie kalt gekochten Reis verwenden, erwärmen Sie ihn und mischen Sie Limettensaft, rote Zwiebeln und Nüsse unter. Vergessen Sie nicht, es gut zu würzen.

Schritt 3:

Die Tortillas auslegen und etwas Spinat darüber streuen. Fügen Sie einige Avocadoscheiben und etwas Reis hinzu und geben Sie dann die Bohnen Mischung darauf. Wenn Sie möchten, können Sie einen Schuss scharfe Soße hinzufügen. Rollen Sie den Boden nach oben und falten Sie dann die Seiten nach innen, damit die Füllung nicht herausläuft. Wenn Sie möchten, wickeln Sie es fest in Folie ein und schneiden Sie es in zwei Hälften.

Vegane Bananenpfannkuchen

Nährwertangaben||94 Kalorien, 1 g Protein, Ballaststoffe 9 g, Fett 1 g, Kohlenhydrate 14 g

Vorbereitungszeit: 10 Minuten, Kochzeit: 12 Minuten, Phase 3, Schwierigkeitsgrad: Einfach.

ZUTATEN

1 große reife Banane (ca. 150 g)

2 EL goldener Puderzucker

¼ TL feines Salz

2 EL Pflanzenöl, plus etwas zum Kochen

120 g selbstaufziehendes Mehl

½ TL Backpulver

150 ml Hafer-, Mandel- oder Sojamilch

Sirup, Bananenscheiben und Beeren zum Servieren (optional)

ANWEISUNGEN

SCHRITT 1

In einer Schüssel die Banane zerdrücken und Zucker, Salz und Öl unterrühren. Dann das Mehl und das Backpulver dazugeben und alles vermischen. Machen Sie ein Loch in die Mitte und gießen Sie die Milch unter Rühren langsam hinein. Der Teig sollte dick sein und sich gut tropfen lassen.

SCHRITT 2

Etwas Öl in einer Pfanne bei mittlerer Hitze erhitzen. Geben Sie zwei Esslöffel Teig in die Pfanne, um Pfannkuchen nach amerikanischer Art zuzubereiten. Sie sollten in der Lage sein, 4-5 auf einmal zuzubereiten. Von jeder Seite 2-3 Minuten braten, bis sie goldbraun sind. Nach Belieben mit Sirup, Bananenscheiben und Beeren servieren.

Vegane Ramen

Nährwertangaben||556 Kalorien, 22 g Protein, Ballaststoffe 9 g, Fett 19 g, Kohlenhydrate 69 g, Salz: 3,92 g

Vorbereitungszeit: 10 Minuten, Kochzeit: 15 Minuten, Phase 3, Schwierigkeitsgrad: Portionen, 2

ZUTATEN

2 Knoblauchzehen

daumengroßes Stück Ingwer, in Scheiben geschnitten, plus ein paar in feine Streichhölzer geschnittene Scheiben zum Servieren (optional)

1½ EL weiße Misopaste

1 EL Neri Goma (weiße Sesampaste) oder Tahini

15 g getrocknete Shiitake-Pilze

1 l hochwertige vegane Brühe

2 EL Sojasauce

200 g fester Tofu, in grobe Würfel geschnitten

1 EL Speisestärke

1 EL Gemüse- oder Sonnenblumenöl

100 g (2 x Nester) Ramen- oder Reisnudeln

1 Kopf Pak Choi, geviertelt

2 Frühlingszwiebeln, fein geschnitten, weiße und grüne Teile getrennt aufbewahren

25g verzehrfertige Sojasprossen

1 Karotte, geschält und in feine Stifte geschnitten

Sesamöl, Sriracha, gehackter Koriander, zerstoßene Erdnüsse, zerbröckelte Noriblätter oder getrocknete Chilifäden (Silgochu), zum Servieren (optional)

ANWEISUNGEN

SCHRITT 1

Nehmen Sie ein großes Messer und zerdrücken Sie den Knoblauch mit der Rückseite. Knoblauch, Ingwer, Miso, Neri Goma, Pilze, Brühe und Soja in einen Topf geben. Lassen Sie es leicht köcheln, decken Sie es ab und lassen Sie es fünf Minuten lang sprudeln, bis der Ingwer weich ist. Die Mischung in eine saubere Pfanne abseihen und den Rest im Sieb wegwerfen.

SCHRITT 2

Währenddessen den Tofu kochen. Geben Sie die Speisestärke hinzu und erhitzen Sie etwas Öl in einer Pfanne. Braten Sie den Tofu auf jeder Seite einige Minuten lang an und achten Sie dabei darauf, dass er beim Wenden nicht auseinanderfällt. Kochen Sie die Nudeln eine Minute kürzer als auf der Packung angegeben, damit sie noch etwas Biss haben. Die Nudeln abgießen und mit etwas Kochwasser in der Pfanne belassen, damit sie nicht zusammenkleben.

SCHRITT 3

Den Pak Choi und die weißen Teile der Frühlingszwiebeln in die Brühe geben und ein bis zwei Minuten leicht erhitzen, bis das Grün zusammengefallen ist.

SCHRITT 4

Die Nudeln auf zwei tiefe Schüsseln verteilen, mit der Brühe und dem Gemüse übergießen. Mit Tofu, Sojasprossen, Karotten-Ingwer-Stäbchen, grünen Teilen der Frühlingszwiebeln und einem Schuss Sesamöl belegen. Wenn Sie möchten, können Sie auch andere Toppings hinzufügen.

Vegane Grünkohl-Pesto-Nudeln

Nährwertangaben||537 Kalorien, 18 g Protein, Ballaststoffe 9 g, Fett 22 g, Kohlenhydrate 69 g, Salz: 0,1 g

Vorbereitungszeit: 10 Minuten, Kochzeit: 15 Minuten, Phase 3, Schwierigkeit: Portionen,

ZUTATEN

150 g Grünkohl

kleiner Bund Basilikum

1 kleine Knoblauchzehe

3 EL Kürbiskerne

5 EL natives Olivenöl extra

3 EL Nährhefe

1 Zitrone, abgerieben und entsaftet

350 g Vollkornspaghetti

ANWEISUNGEN

Bringen Sie einen Topf Wasser zum Kochen. Kochen Sie den Grünkohl 30 Sekunden lang, lassen Sie ihn dann abtropfen und geben Sie ihn für 5 Minuten in eine Schüssel mit eiskaltem Wasser. Danach noch einmal abtropfen lassen und mit einem Papiertuch trocken tupfen.

Geben Sie Basilikum, Knoblauch, Samen, Öl, Nährhefe, Zitronensaft und -schale sowie den abgetropften Grünkohl in eine Küchenmaschine. Pürieren Sie alles, bis es glatt ist, und würzen Sie es dann. Wenn es zu dick ist, geben Sie einen Spritzer Wasser hinzu, um es aufzulockern.

Die Nudeln nach Packungsanleitung kochen, dann mit dem Pesto vermischen und servieren.

Vegane Tajine

Nährwertangaben||537 Kalorien, 12 g Protein, 9 g Ballaststoffe, Fett 22 g, Kohlenhydrate 369 g, Salz: 0,52 g

Vorbereitungszeit: 10 Minuten, Kochzeit: 10 Minuten, Phase 3, Schwierigkeitsgrad: Einfach, Portionen: 4

ZUTATEN

2 EL Olivenöl

2 Zwiebeln, gehackt

Je ½ TL gemahlener Zimt, Koriander und Kreuzkümmel

2 große Zucchini, in Stücke geschnitten

2 gehackte Tomaten

400 g Dose Kichererbsen, abgespült und abgetropft

4 EL Rosinen

425 ml Gemüsebrühe

300 g gefrorene Erbsen

gehackter Koriander zum Servieren

ANWEISUNGEN

•In einer Pfanne etwas Öl erhitzen und die Zwiebeln 5 Minuten anbraten, bis sie weich werden. Geben Sie die Gewürze hinzu und vermischen Sie sie. Fügen Sie Zucchini, Tomaten, Kichererbsen, Rosinen und Brühe hinzu und bringen Sie die Mischung zum Kochen.

•Die Pfanne abdecken und 10 Minuten köcheln lassen. Dann die Erbsen unterrühren und weitere 5 Minuten kochen lassen.

• Zum Schluss noch etwas Koriander darüber streuen und servieren.

Veganer Tassenkuchen

Nährwertangaben||576 Kalorien, 12 g Protein, 4 g Ballaststoffe, Fett 22 g, Kohlenhydrate 104 g, Salz: 1,4 g

Vorbereitungszeit, 5 Minuten, Kochzeit: 2 Minuten, Phase 3, Schwierigkeitsgrad: Einfach, Portionen: 1

ZUTATEN

3 EL milchfreie Milch, wir haben Hafermilch verwendet

eine Prise Zitronenschale

1 TL Zitronensaft

1 EL Sonnenblumenöl

4 EL selbstaufziehendes Mehl

2 EL Puderzucker

eine Prise Natron

4 frische oder gefrorene Himbeeren

ANWEISUNGEN

- Geben Sie die Milch in einen mikrowellen geeigneten Becher, fügen Sie Zitronenschale und -saft hinzu und lassen Sie es einige Minuten ruhen. Es sollte etwas körnig aussehen, als ob es sich gelöst hätte. Sonnenblumenöl, Mehl, Zucker und Backpulver einrühren. Alles mit einer Gabel vermischen, bis eine vollkommen glatte Masse entsteht.

- Geben Sie die Himbeeren hinzu und erhitzen Sie sie dann 1 Minute und 30 Sekunden lang auf höchster Stufe in der Mikrowelle, oder bis sie aufgebläht und durchgegart sind.

- Nach Belieben mit einem Schuss Kokoscreme oder einer Kugel milchfreiem Eis servier

Veganer French Toast

Nährwertangaben||216 Kalorien, 5 g Protein, 4 g Ballaststoffe, Fett 6 g, Kohlenhydrate 32 g, Salz: 0,3 g

Vorbereitungszeit: 20 Minuten, Kochzeit: 20 Minuten, Phase 3, Schwierigkeitsgrad: Einfach, Portionen: 6

ZUTATEN

3 EL Ahornsirup

150g Blaubeeren

2 EL Gramm Mehl

2 EL gemahlene Mandeln

2 TL Zimt

200 ml Hafermilch oder Reismilch

1 EL goldener Puderzucker

1 TL Vanilleextrakt

6 Scheiben dickes Weißbrot

Traubenkernöl, zum Braten

Puderzucker, zum Bestäuben

ANWEISUNGEN

- Ahornsirup und Blaubeeren in einem Topf vorsichtig erwärmen, bis die Beeren zu platzen beginnen und ihren Saft abgeben, dann in der Pfanne beiseite stellen. In einer flachen Schüssel Mehl, Mandeln, Zimt, Milch und Vanille verrühren.

- Etwas Öl in eine Bratpfanne geben. Tauchen Sie eine Scheibe Brot in die Milchmischung, schütteln Sie überschüssiges Brot ab und braten Sie das Brot auf beiden Seiten, bis es an den Rändern goldbraun und knusprig wird. Halten Sie die Scheiben in einem niedrigen Ofen warm, während Sie den Rest garen. Mit den darüber gelöffelten Blaubeeren servieren und mit Puderzucker bestreuen.

Veganer Schokoladensplitter

Nährwertangaben‖226 Kalorien, 2 g Protein, 4 g Ballaststoffe, 10 g Fett, 29 g Kohlenhydrate, 0,12 g Salz

Vorbereitungszeit: 15 Minuten, Kochzeit: 12 Minuten, Phase 3, Schwierigkeitsgraeinfach, Portionen: 20: **Kekse**

Zutaten

125 g kaltes Kokosöl

100 g goldener Puderzucker

150 g heller Muscovado-Zucker

125 ml Kokosmilch

1 TL Vanilleextrakt

275 g Mehl

1 TL Backpulver

¼ TL Bicarb

200 g vegane Schokoladenstückchen oder vegane Schokolade, in kleine Stücke gehackt

ANWEISUNGEN

- Mischen Sie Kokosöl und Zucker in einer Schüssel, bis sie vollständig vermischt sind. Dann Kokosmilch und Vanille unterrühren. Mehl, Backpulver, Bicarb und eine Prise Meersalz Flocken hinzufügen, bis ein dicker Teig entsteht. Zum Schluss die Schokoladenstückchen unterheben. Den Teig für mindestens eine Stunde in den Kühlschrank stellen. Sie können es zwei Tage im Voraus machen.

- Heizen Sie den Backofen auf 180 °C/160 °C Umluft/Gas vor. 4. Legen Sie ein paar Backbleche mit Backpapier aus. Nehmen Sie kleine Teigkugeln und legen Sie diese mit einem Abstand von etwa 2 cm auf die Backbleche. Drücken Sie sie leicht flach und bestreuen Sie sie nach Belieben mit etwas mehr Salzflocken. Auf der mittleren Schiene 12-15 Minuten backen, dabei das Blech einmal wenden, bis die Kekse sich verteilt haben und goldbraun, aber in der Mitte noch weich sind.

Lassen Sie sie etwas abkühlen und geben Sie sie dann auf ein Kühlregal, während Sie eine weitere Charge backen. In einer Keksdose bleiben die Kekse bis zu drei Tage frisch.

Vegane Salatschüssel

Nährwertangaben‖327 Kalorien, 13 g Protein, 9 g Ballaststoffe, Fett 3 g, Kohlenhydrate 5 g, Salz: 0,12 g

Vorbereitungszeit: 15 Minuten, Kochzeit: 0, Phase 3, Schwierigkeit: Einfach, Portionen: 4

ZUTATEN

200g Couscous

400g Dose gemischte Bohnen

1 TL Olivenöl

1/2 TL Chiliflocken

3/4 kleiner Bund Dill, in Zweige gerissen

2 Wassermelonen-Radieschen oder 6 kleine, in Scheiben geschnitten

1/2 Gurke, in Streifen geschält

Für das schnelle Einlegen

1 große rote Zwiebel, fein geschnitten

1/4 kleiner Rotkohl, fein geschnitten

2 EL Weißweinessig oder Apfelessig

1 EL Puderzucker

1/4 kleiner Bund Dill, Blätter abgezupft

ANWEISUNGEN

- Machen wir zunächst einmal Gurken. Alle Zutaten in einer großen Schüssel mit 1 Teelöffel Meersalzflocken vermischen, abdecken und beiseite stellen, bis Sie es brauchen.

- Den Couscous mit 280 ml kochendem Wasser in einer Schüssel vermischen, abdecken und 4 Minuten ruhen lassen. Anschließend mit einer Gabel auflockern und etwas abkühlen lassen.

- Währenddessen die Bohnen abtropfen lassen, abspülen, in eine Schüssel geben und das Olivenöl, die Chiliflocken und eine Prise Salz unterrühren.

- Den Großteil des Dills unter das Couscous mischen und würzen. Zum Zusammenstellen die schnelle Gurke, Couscous, Radieschen, Bohnen und Gurke in die einzelnen Teile jeder Schüssel geben. Geben Sie den beiseite gestellten Dill auf die Gurke und mahlen Sie etwas schwarzen Pfeffer darüber.

Vegetarische Rezepte

•Türkei und Provolone

•Rezept für mit Salat umwickelten Cheddar-Veggie-Burger mit Avocado und Zwiebeln

•Vegetarisches „Wurst"-Sauté mit roter Paprika und Zwiebeln Rezept

•Rezept für Keto-Rührei mit Ziegenkäse und Spargel

•Vegetarisches Fleischbällchen

•Griechischer Gurkensalat (Keto + Low Carb)

•Gemüse-Samosa

•Spaghettikürbis mit Spargel, Ricotta, Zitrone und Thymian

•Brokkoli-Tater-Tots-Rezept

•Kräuteromelett mit gebratenen Tomaten

Vegetarische „Truthahn"- und Provolone-Käse-Roll-Ups von Atkins

Nährwertangaben||891,5 Kalorien, 63,9 g Protein, Ballaststoffe 8,9 g, Fett 3 g,

Kohlenhydrate 5 g, Salz: 0,12 g

Vorbereitungszeit, 5 Minuten, Kochzeit: 0, Phase 2, Schwierigkeitsgrad: Einfach,

Portionen: 1

ZUTATEN

1 1/2 Portionen Smart Deli Roast Turkey Style

1 Teelöffel Dijon-Senf

1/2 Frucht ohne Schale und Kerne kalifornische Avocados

6 Unzen Provolone-Käse

<u>ANWEISUNGEN</u>

Jede Putenscheibe mit Senf bestreichen, mit Käse belegen und aufrollen.

Mit Atkins-Salat umwickelter Cheddar-Veggie-Burger mit Avocado und Zwiebeln

Nährwertangaben||394,2 Kalorien, 24,9 g Protein, Ballaststoffe 12,3 g, Fett 29,9 g,

Kohlenhydrate 5 g, Salz: 0,12 g

Vorbereitungszeit, 5 Minuten, Kochzeit: 10 Minuten, Phase 2, Schwierigkeitsgrad: mittel,

Portionen: 1

ZUTATEN

1 Burger Alle amerikanischen klassischen fleischlosen Burger

1 Teelöffel Natives Olivenöl Extra

1 Esslöffel gehackte Zwiebeln

1 Scheibe (1 Unze) Cheddar-Käse

1/2 Frucht ohne Schale und Kerne kalifornische Avocados

3 Blätter Kopfsalat (einschließlich Boston- und Bibb-Salat)

ANWEISUNGEN:

1: Erhitzen Sie eine Pfanne bei mittlerer bis hoher Hitze und geben Sie 1 Teelöffel Öl

hinzu. Legen Sie den Veggie-Burger in die Pfanne oder Mikrowelle und kochen Sie ihn,

bis er vollständig erhitzt ist.

2: In derselben Pfanne die weißen Zwiebeln anbraten. Sie können sie zusammen mit dem

Veggie-Burger zubereiten.

3: In Scheiben geschnittene Avocado, Zwiebeln und Käse darüber geben. Alles in Salat

einwickeln und genießen!

Vegetarisches „Wurst"-Sauté-Rezept mit roter Paprika und Zwiebeln

Nährwertangaben||404,2 Kalorien, 27,9 g Protein, Ballaststoffe 12,3 g, Fett 28,9 g,

Kohlenhydrate 5 g, Salz: 0,12 g

Vorbereitungszeit, 5 Minuten, Kochzeit: 0 Minuten, Phase 1, Schwierigkeitsgrad: mittel,

Portionen: 1

ZUTATEN

1/8 Tasse gehackte rote Paprika

1 Esslöffel Natives Olivenöl Extra

1/4 Tasse geriebener Cheddar-Käse

2 Esslöffel gehackte Zwiebeln

2 Pastetchen Veggie-Frühstückswurst-Pastetchen

ANWEISUNGEN

In einer Pfanne bei mittlerer Hitze etwas Olivenöl erhitzen und rote Paprika und weiße Zwiebeln anbraten, bis sie weich werden. Dann zerbröckelte Wurstpasteten hinzufügen und unter gelegentlichem Rühren braten, bis sie gebräunt sind. Zum Schluss mit Käse belegen und sofort servieren.

Rezept für Keto-Rührei mit Ziegenkäse und Spargel

Nährwertangaben‖324,5 Kalorien, 22,3 g Protein, 1 g Ballaststoffe, Fett 24,6 g,

Kohlenhydrate 5 g,

Vorbereitungszeit, 5 Minuten, Kochzeit: 2 Minuten, Phase 1, Schwierigkeitsgrad: mittel,

Portionen: 1

ZUTATEN

3 Stangen, mittelgroß (5-1/4 bis 7 Zoll lang) Spargel

1 Teelöffel Olivenöl

2 große Eier (ganz)

1 Unze Ziegenkäse (hart)

ANWEISUNGEN

•Eine kleine beschichtete Pfanne bei mittlerer bis hoher Hitze erhitzen und zwei Esslöffel Wasser hinzufügen.

•Den Spargel in die Pfanne geben und dünsten, bis das Wasser verdampft und der Spargel zart ist. Nach dem Garen den Spargel herausnehmen und warm halten.

• Einen Teelöffel natives Olivenöl bei mittlerer Hitze in die Pfanne geben und dann die Eier und den Ziegenkäse hinzufügen. Rühren Sie die Mischung um, bis die Eier fest sind und der Käse geschmolzen ist.

•Die Eier und den Käse mit dem Spargel belegen und mit Salz und frisch gemahlenem schwarzem Pfeffer würzen. Servieren Sie das Gericht sofort.

Vegetarisches Fleischbällchen-Rezept

Nährwertangaben||Kalorien, 193 g Protein, Ballaststoffe 2,1 g, Fett 24,6 g, Kohlenhydrate 15,7 g

Vorbereitungszeit: 15 Minuten, Kochzeit: 15 Minuten, Phase 1, Schwierigkeitsgrad: mittel:

ZUTATEN

10–12 Unzen Beutel Blumenkohlreis oder 3 Tassen Blumenkohlröschen

1 1/2 Tassen gekochter Quinoa und/oder brauner Reis

1 Tasse Panko-Semmelbrösel

2 Eier

1–2 Teelöffel Gewürze nach Geschmack (Chilipulver, Paprika und/oder Kreuzkümmel reichen aus)

1 Teelöffel Salz

Olivenöl darüber streichen

ANWEISUNGEN:

1: Heizen Sie Ihren Backofen auf 400 Grad vor und bereiten Sie den Blumenkohlreis und den Reis gemäß der Packungsanleitung in der Mikrowelle zu. (Wenn Sie Blumenkohlröschen verwenden, kochen Sie sie, bis sie weich sind, und lassen Sie sie abtropfen.)

2: Blumenkohl und Quinoa durch eine Küchenmaschine zerkleinern, bis eine halbe glatte Masse entsteht.

3: Geben Sie die Mischung in eine große Schüssel und vermischen Sie sie mit den anderen Zutaten. Rühren, bis alles vermischt ist.

4: Aus der Mischung kleine Kugeln formen (etwa ein gehäufter Esslöffel pro Kugel).

5: Die Kugeln großzügig mit Olivenöl bestreichen und 20 Minuten backen. Servieren Sie es mit Ihren Lieblings Saucen, Salaten oder Schüsseln oder frieren Sie es für später ein!

Griechischer Gurkensalat (Keto + Low Carb)

Nährwertangaben||Kalorien, 193 g Protein, Ballaststoffe 2,1 g, Fett 24,6 g, Kohlenhydrate

15,7 g

Vorbereitungszeit: 10 Minuten, Kochzeit: 10 Minuten, Phase 1, Schwierigkeitsgrad:

mittel

ZUTATEN

2 Gurken, gehackt

1 Tasse Tomaten, gehackt

1/2 Tasse rote Zwiebel, gehackt

1/4 Tasse Peperoncini-Paprika aus dem Glas

1/4 Tasse Oliven (grün, schwarz oder Kalamata)

1/4 Tasse Olivenöl

1 Esslöffel Zitronensaft

1/2 Tasse zerbröselter Feta-Käse

Salz und Pfeffer nach Geschmack

ANWEISUNGEN

•Gehacktes Gemüse, Paprika und Oliven vermischen. Mit Olivenöl und Zitronensaft

beträufeln und mit Salz und Pfeffer würzen.

•Alles gut umrühren. Wenn Sie zum Servieren bereit sind, streuen Sie etwas

zerbröckelten Feta-Käse darüber.

Gemüse Samosa

Nährwertangaben‖ 115 Kalorien, 10 g Protein, Ballaststoffe 2,1 g, Fett 11 g,

Kohlenhydrate 5 g,

Vorbereitungszeit, 21 Minuten, Kochzeit: 17 Minuten, Phase 1, Schwierigkeit: mäßig

Portionen:

ZUTATEN Für die Füllung:

1 Esslöffel Butter, vorzugsweise von Weidetieren

6 Unzen Blumenkohl fein gehackt

1 mittelgroße Zwiebel etwa 4 Unzen

3/4 Teelöffel Salz (oder nach Geschmack)

1 Esslöffel frische Ingwerwurzel gehackt

1/2 Teelöffel Koriander gemahlen

1 Teelöffel Garam Masala gemahlen

1 Teelöffel Kreuzkümmel gemahlen

1/4 Teelöffel Kreuzkümmel, ganz

1/8-1/4 Teelöffel rote Chiliflocken

1/4 Tasse frischer Koriander gehackt

Für den Teig:

3/4 Tasse super feines Mandelmehl

1/4 Teelöffel Kreuzkümmel

1/2 Teelöffel Salz

8 Unzen teilentrahmter Mozzarella-Käse, fein gerieben

Anweisungen

Für die Füllung:

Eine große Pfanne bei mittlerer Hitze vorheizen. Butter hinzufügen. Wenn die Butter geschmolzen ist und nicht mehr schäumt, Blumenkohl und Zwiebeln hinzufügen.

ANWEISUNGEN:

1: Streuen Sie etwas Salz über das Gemüse und kochen Sie es unter gelegentlichem Rühren, bis es gar ist und die Ränder anfangen zu bräunen.

2: Ingwerwurzel, Koriander, Garam Masala, gemahlenen Kreuzkümmel, Kreuzkümmelsamen und Chiliflocken einrühren. Lassen Sie die Gewürze 1-2 Minuten lang rösten und schalten Sie dann den Herd aus. Koriander hinzufügen und mit Salz abschmecken.

3: Heizen Sie den Ofen auf 375° Fahrenheit vor und halten Sie ein Nudelholz, zwei Stücke Pergament und ein Backblech bereit.

Für den Teig:

1: Richten Sie einen Wasserbad ein, indem Sie einen großen Topf mit etwa 3,8 cm Wasser darin und eine mittelgroße Rührschüssel verwenden, die darauf passt.

2: Bringen Sie das Wasser im unteren Teil des Wasserbades bei starker Hitze zum Kochen und reduzieren Sie dann die Hitze auf eine niedrige Stufe.

3: Im oberen Teil des Wasserbades Mandelmehl, Kreuzkümmel, Salz und Mozzarella vermischen.

4: Stellen Sie die Schüssel mit der Mandelmehl Mischung über das siedende Wasser. Achten Sie darauf, dass Sie sich nicht an der heißen Schüssel oder am austretenden Dampf verbrennen. Ich empfehle, die Schüssel mit einem Silikon Handschuh zu halten.

5: Rühren Sie die Mischung ständig um, bis der Mozzarella-Käse schmilzt und die Mischung einen Teig bildet.

6: Den Teig auf eines der Pergament Stücke stürzen und ein paar Mal kneten, um die Zutaten gleichmäßig zu verteilen. Formen Sie den Teig zu einem dicken Rechteck und bedecken Sie ihn mit dem zweiten Blatt Pergament. Den Teig zu einem etwa 20 cm breiten und 16 cm langen Rechteck ausrollen.

7: Das Teig Rechteck der Länge nach halbieren, dann quer halbieren. Dann schneiden Sie jeden der vier Abschnitte quer in zwei Hälften, um 8 Quadrate von jeweils 10 cm Länge zu bilden.

Montieren:

Geben Sie die Füllung in die Mitte jedes Quadrats und verteilen Sie sie gleichmäßig auf die Quadrate. Falten Sie die Quadrate diagonal zu Dreiecken und drücken Sie die Kanten zusammen. Legen Sie eines der Pergament Stücke, mit denen Sie den Teig ausgerollt haben, auf ein Backblech und legen Sie dann die Samosas darauf. Machen Sie in jedes Samosa Löcher mit der Gabel, damit der Dampf entweichen kann. 14–17 Minuten backen oder bis es goldbraun ist.

Spaghettikürbis mit Spargel, Ricotta, Zitrone und Thymian

Nährwertangaben||219 Kalorien, 9,5 g Protein, Ballaststoffe 2,1 g, Fett 14,6, Kohlenhydrate 16,4 g

Vorbereitungszeit, 31 Minuten, Kochzeit: 17 Minuten, Phase 1, Schwierigkeit: mäßig

Portionen:

ZUTATEN

1 kleiner Spaghettikürbis (ca. 1 1/2 Pfund)

1 Esslöffel Olivenöl, geteilt

2 Knoblauchzehen, zerdrückt

1 Pfund Spargel

3/4 Tasse Ricotta-Käse

3 Esslöffel frisch gepresster Zitronensaft (von etwa 1 mittelgroßen Zitrone)

1 Teelöffel fein abgeriebene Zitronenschale

1 Teelöffel frische Thymianblätter (4 bis 5 Zweige)

1/2 Teelöffel koscheres Salz

1/4 Teelöffel frisch gemahlener schwarzer Pfeffer

3 Esslöffel Pinienkerne, geröstet

1 Teelöffel fein abgeriebene Zitronenschale

1 Teelöffel frische Thymianblätter (4 bis 5 Zweige)

1/2 Teelöffel koscheres Salz

1/4 Teelöffel frisch gemahlener schwarzer Pfeffer

3 Esslöffel Pinienkerne, geröstet

ANWEISUNGEN

1: Heizen Sie Ihren Backofen auf 375 °F vor und stellen Sie einen Rost in die Mitte. Den Kürbis der Länge nach halbieren und die Kerne entfernen. Die Schnittflächen mit einem halben Esslöffel Öl bestreichen und mit der Schnittfläche nach unten auf die Hälfte eines Backblechs mit Rand legen. 35 Minuten backen. Schneiden Sie in der Zwischenzeit die holzigen Enden des Spargels ab und schneiden Sie die Stangen diagonal in 5 cm große Stücke.

2: Nehmen Sie das Backblech aus dem Ofen und legen Sie den Spargel auf die andere Seite. Mit dem restlichen halben Esslöffel Öl vermengen. Unter jede Kürbishälfte eine Knoblauchzehe legen und das Backblech wieder in den Ofen schieben. Etwa 10 Minuten lang rösten, bis der Spargel zart ist und anfängt zu verkohlen und sich der Kürbis leicht mit einer Gabel einstechen lässt. In der Zwischenzeit Ricotta, Zitronensaft, Zitronenschale, Thymian, Salz und Pfeffer in einer großen Schüssel vermischen.

3: Nehmen Sie das Backblech aus dem Ofen und entfernen Sie die Knoblauchzehen unter dem Kürbis. Zum Ricotta geben und gut vermischen. Den Spargel in die Schüssel geben. Wenn der Kürbis kühl genug zum Anfassen, aber noch warm ist, trennen und entfernen Sie die Stränge mit einer Gabel von der Schale. Fügen Sie sie der Ricotta-Mischung hinzu und rühren Sie alles um. Das Gericht auf Tellern servieren oder auf eine Servierplatte geben und mit den Pinienkernen belegen.

Brokkoli-Tater-Tots-Rezept

Nährwertangaben||19 g Kalorien, 9,5 g Protein, Ballaststoffe 9 g, Fett 14,6,
Kohlenhydrate 16,4 g

Vorbereitungszeit: 15 Minuten, Kochzeit: 25 Minuten, Phase 1, Schwierigkeit: mäßig,
Portionen: 12

ZUTATEN:

1/2 Pfund Brokkoli, gedünstet und gehackt (ca. 3-4 Tassen gehackter Brokkoli)

2 Eier

1/3 Tasse geriebener Parmesankäse (oder jede andere milchfreie Käsealternative kann
funktionieren)

4 Esslöffel Mandelmehl

2 Knoblauchzehen, gehackt

Salz und Pfeffer nach Geschmack

ANWEISUNGEN

•Heizen Sie Ihren Ofen auf 200 °C vor und legen Sie ein Backblech mit Backpapier aus.
Kochen Sie den gehackten Brokkoli eine Minute lang und lassen Sie ihn dann schnell
unter kaltem Wasser laufen, um den Kochvorgang zu stoppen.

•Das Wasser abgießen und den Brokkoli fein hacken. Geben Sie es in eine Schüssel und
vermischen Sie es mit Eiern, Parmesankäse, Mandelmehl, Knoblauch, Salz und Pfeffer.

√ Nehmen Sie 1,5 Esslöffel der Mischung ab und formen Sie daraus eine Kugel. Legen
Sie es auf das vorbereitete Backblech.

•10 Minuten backen, dann umdrehen und weitere 10–15 Minuten backen, bis sie
goldbraun sind.

•Mit Ketchup, Ranch-Dressing oder Ihrer Lieblings-Dip servieren und genießen!

Kräuteromelett mit gebratenen Tomaten

Nährwertangaben||204 Kalorien, 9,5 g Protein, Ballaststoffe 1 g, Fett 14,6,

Kohlenhydrate 4 g

Vorbereitungszeit, 5 Minuten, Kochzeit: 5 Minuten, Phase 1, Schwierigkeit: mäßig,

Portionen: 2

ZUTATEN

1 TL Olivenöl

3 Tomaten, halbiert

4 große Eier

1 EL gehackte Petersilie

1 EL gehackter Basilikum

ANWEISUNGEN

SCHRITT 1

In einer kleinen beschichteten Bratpfanne etwas Öl erhitzen und die Tomaten mit der Schnittfläche nach unten anbraten, bis sie anfangen, weich zu werden und etwas Farbe anzunehmen. In der Zwischenzeit die Eier mit den Kräutern, Pfeffer und anderen Gewürzen in einer Schüssel vermischen.

SCHRITT 2

Nehmen Sie die Tomaten aus der Pfanne und legen Sie sie auf zwei Teller. Gießen Sie die Eiermischung in die Pfanne und rühren Sie vorsichtig mit einem Holzlöffel um, damit sich das bereits am Boden der Pfanne fest gewordene Ei bewegen und das ungekochte Ei in den Zwischenraum fließen kann. Hören Sie auf zu rühren, wenn es fast fertig ist, damit ein Omelett entsteht. In vier Stücke schneiden und mit den Tomaten servieren

Smoothie

•Tropisches Himbeer-Smoothie-Rezept
•Atkins Keto Avocado Gazpacho Smoothie

•SÜßES & SALZIGES CASHEW-SMOOTHIE-REZEPT

•BEEREN RÜBEN-ROT-SMOOTHIE-REZEPT

•Goldgelbes Smoothie-Rezept
•HIPSTER GRÜNER SMOOTHIE-REZEPT
•ERDBEERSALAT (OFF PINK) SMOOTHIE-REZEPT

•Low Carb Schokoladen Milchshake
•Cremiger Vanilleschoten-Protein-Smoothie
•Schneller und einfacher PfefferMinz-Milchshake

Tropisches Himbeer-Smoothie-Rezept

Nährwertangaben||357,6 Kalorien, 11,6 g Protein, Ballaststoffe 4,1 Fett 29,7

g,Kohlenhydrate 4g

Vorbereitungszeit, 5 Minuten, Kochzeit: 0 Minuten, Phase 2, Schwierigkeit: mäßig,

Portionen: 2

ZUTATEN

1/2 Tasse Kokoscreme

4 Unzen fester Seidentofu

1/2 Tasse rote Himbeeren

2 Teelöffel Süßstoff auf Sucralose-Basis (Zuckerersatz)

1/8 Teelöffel Kokosnussextrakt

ANWEISUNGEN

•Kokosmilch, Tofu, 1/2 Tasse Himbeeren, Zuckerersatz (falls gewünscht) und Kokosextrakt in einem Mixer vermischen. Mischen, bis eine glatte Konsistenz entsteht.

• Wenn Sie die Kerne entfernen möchten, passieren Sie die Mischung durch ein Sieb und geben Sie sie anschließend zurück in den Mixer.

•Fügen Sie bei laufender Maschine nacheinander 3 Eiswürfel hinzu und mixen Sie, bis eine glatte Masse entsteht. Gießen Sie die Mischung in ein hohes Glas und geben Sie nach Belieben Schlagsahne und Himbeeren hinzu. Genießen!

Atkins Keto-Avocado-Gazpacho-Smoothie-Rezept

ErnährungFakten‖419,5 Kalorien, 9,1 g Protein, Ballaststoffe 4,1 Fett 38,2 g,

Kohlenhydrate 4 g

Vorbereitungszeit, 5 Minuten, Kochzeit: 0 Minuten, Phase 2, Schwierigkeit: mäßig

Portionen:

ZUTATEN

1 Frucht ohne Schale und Samen, kalifornische Avocado

1 Unze Ziegenkäse (weich)

1 Esslöffel Sahne

2 Teelöffel frischer Limettensaft

1/8 Teelöffel Salz

1 Tasse Leitungswasser

2 Teelöffel gehackter Schnittlauch

ANWEISUNGEN

•Die gehackte Avocado mit den anderen Zutaten in einem Mixer vermischen. Mischen, bis eine glatte Konsistenz entsteht.

• Wenn es zu dick ist, fügen Sie jeweils einen Esslöffel Wasser hinzu, bis die gewünschte Konsistenz erreicht ist.

•Die Mischung in ein hohes Glas gießen und nach Belieben mit Schnittlauch und einer Avocado Scheibe garnieren. Sofort servieren!

SÜSSES & SALZIGES CASHEW-SMOOTHIE-REZEPT

Nährwertangaben||534 Kalorien, 32 g Protein, Ballaststoffe 4,1 Fett 21 g, Kohlenhydrate 58 g

Vorbereitungszeit, 5 Minuten, Kochzeit: 5 Minuten, Phase 2, Schwierigkeit: mäßig, Portionen: 1

ZUTATEN

Zutaten für 1 Portion:

1 Tasse 2 % griechischer Joghurt

1 Banane

1/3 Tasse rohe Cashewnüsse

2 Esslöffel rohe Haferflocken

Optionale Add-ons:

1 Dattel (oder 1/2 Esslöffel Agave ODER 1 g Stevia im Rohzustand)

Eis

ANWEISUNGEN

Schritt 1

Alle Zutaten in einen Mixer geben und auf höchste Stufe stellen. Mischen, bis alles gut vermischt ist.

Schritt 2

Nehmen Sie ein Glas und streuen Sie etwas grobes Meersalz um den Rand. Gießen Sie den Smoothie in das Glas. Alternativ können Sie dem Smoothie nach dem Mixen auch eine oder zwei Prisen grobes Meersalz hinzufügen.

BEEREN RÜBEN-ROT-SMOOTHIE-REZEPT

Nährwertangaben||104 Kalorien, 32 g Protein, Ballaststoffe 4,1 Fett 21 g, Kohlenhydrate 23 g

Vorbereitungszeit, 5 Minuten, Kochzeit: 5 Minuten, Phase 2, Schwierigkeit: mäßig, Portionen: 1

ZUTATEN

Zutaten für 2 Portionen (wegen der Menge):

2 Tassen geriebener Grünkohl

1 kleine Mandarine

1 Rübe

½ Tasse gefrorene (oder frische) Blaubeeren

Optionale Add-ons:

½ Esslöffel Zimt

8 Unzen Wasser

Eis

ANWEISUNGEN

Schritt 1

Geben Sie alle Zutaten in einen Mixer und beginnen Sie mit dem Mixen bei niedriger Geschwindigkeit. Erhöhen Sie die Geschwindigkeit schrittweise, bis die höchste Einstellung erreicht ist. Mischen Sie weiter, bis die Mischung glatt ist.

Goldgelbes Smoothie-Rezept

Nährwertangaben||242 Kalorien, 32 g Protein, Ballaststoffe 4 g. 1 Fett 11 g,

Kohlenhydrate 37 g

Vorbereitungszeit, 5 Minuten, Kochzeit: 5 Minuten, Phase 2, Schwierigkeit: mäßig,

Portionen: 1

ZUTATEN

Zutaten für 1 Portion:

1 große Karotte

½ mittelgroße Avocado

1 kleiner roter Apfel

½ mittelgroße Gurke, geschält

Optionale Add-ons:

1 Zoll großes Stück Ingwer

1-Zoll-Stück Kurkuma

6 Unzen Wasser

Eis

ANWEISUNGEN

•Geben Sie alle Zutaten in einen Mixer und beginnen Sie mit dem Mixen bei niedriger Geschwindigkeit. Erhöhen Sie die Geschwindigkeit schrittweise bis zur höchsten Stufe und mixen Sie, bis alles glatt ist.

HIPSTER GRÜNER SMOOTHIE-REZEPT

Nährwertangaben‖363 Kalorien, 32 g Protein, 5 g Ballaststoffe, 0,1 Fett 4 g,

Kohlenhydrate 48 g

Vorbereitungszeit, 5 Minuten, Gesamtzeit: 5 Minuten, Phase 2, Schwierigkeit: mäßig,

Portionen: 1

ZUTATEN

Zutaten für 1 Portion:

1 Tasse 2 % Hüttenkäse

2 Tassen roher Spinat

1 Banane

½ Tasse frische Ananas

Optionale Add-ons:

1 Teelöffel Matcha-Grüntee-Pulver

Eis

ANWEISUNGEN

•Geben Sie alle Zutaten in einen Mixer und beginnen Sie mit dem Mixen bei niedriger

Geschwindigkeit. Erhöhen Sie die Geschwindigkeit schrittweise, bis die höchste

Einstellung erreicht ist. Mischen Sie weiter, bis die Mischung glatt ist.

ERDBEERSALAT (OFF PINK) SMOOTHIE-REZEPT

Nährwertangaben||283 Kalorien, 26 g Protein, 5 g Ballaststoffe, 0,1 Fett 4 g,

Kohlenhydrate 38 g

Vorbereitungszeit, 5 Minuten, Gesamtzeit: 5 Minuten, Phase 2, Schwierigkeit: mäßig,

Portionen: 1

ZUTATEN

Zutaten für 1 Portion:

1 Tasse ungesüßte Mandelmilch

1 1/2 Tasse gehackter Salat

1 Banane

5 gefrorene Erdbeeren

Optionale Add-ons:

1 Messlöffel geschmacksneutrales, kohlenhydratarmes Molkenproteinpulver oder

Vanille-Molkenproteinpulver

ANWEISUNGEN

•Geben Sie alle Zutaten in einen Mixer und beginnen Sie mit dem Mixen bei niedriger

Geschwindigkeit. Erhöhen Sie die Geschwindigkeit schrittweise, bis die höchste

Einstellung erreicht ist. Mischen Sie weiter, bis die Mischung glatt ist.

Low Carb Schokoladen Milchshake

Nährwertangaben||303 Kalorien,|3g Protein|,Ballaststoffe 5 g,.1 |Fett 31g,|Kohlenhydrate 10,75g|Vitamin .A:751U| Vitamin C:6,1 mg| Calcium:26 mg|Eisen:4mg|

Vorbereitungszeit, 5 Minuten, Gesamtzeit: 5 Minuten, Phase 1, Schwierigkeit: Einfach, Portionen:

ZUTATEN

1/2 Tasse vollfette Kokosmilch oder Sahne

1/2 mittelgroße Avocado

1-2 Esslöffel Kakaopulver nach Geschmack

1/2 Teelöffel Vanilleextrakt

eine Prise rosa Himalaya-Salz oder ein Salz Ihrer Wahl

2–4 Esslöffel Erythrit oder Süßungsmittel Ihrer Wahl, je nach Geschmack

1/2 Tasse Eis nach Bedarf

Wasser nach Bedarf

Optionale Add-Ins

gemahlene Chiasamen (Sie müssen mehr Wasser hinzufügen)

MCT-Öl

Hanfherzen

Kollagenpeptide

Minzextrakt oder Extrakt nach Wahl

ANWEISUNGEN:

1: Geben Sie Kokosmilch, Avocado, Kakaopulver, Vanilleextrakt, Salz, Süßstoff und alle anderen Zusätze, die Sie möchten, in einen Mixer.

2: Mischen Sie, bis eine cremige Konsistenz entsteht, und fügen Sie bei Bedarf etwas Wasser hinzu.

3: Etwas Eis dazugeben und mixen, bis eine dicke und cremige Masse entsteht. Mischen Sie nicht zu viel, sonst verlieren Sie die Konsistenz und Kälte. Sofort genießen!

Anmerkungen:

Es ist wichtig zu beachten, dass die Nährwertangaben auf der Grundlage von 50 g Avocado (ungefähr die Hälfte einer mittelgroßen Avocado) berechnet wurden. Um die Kohlenhydrat Zahl für Sie aufzuschlüsseln: 4,5 g (3,5 g Ballaststoffe) aus 50 g Avocado + 3 g (2 g Ballaststoffe) aus 1 EL Kakao + 3 g aus 1/2 Tasse Kokosmilch + 0,25 g Vanilleextrakt = 10,75 g insgesamt − 5,5 = 5,25g netto.

Cremiger Vanilleschoten-Protein-Smoothie

Nährwertangaben||390 Kalorien,|3g Protein|,Ballaststoffe 6g.1 |Fett 15g,|Kohlenhydrate 40 g|Natrium:90g|

Vorbereitungszeit, 5 Minuten, Gesamtzeit: 10 Minuten, Phase 1, Schwierigkeit: Einfach, Portionen: 2

ZUTATEN

1/3 Tasse Almond Breeze Mandelmilch, Vanillegeschmack ODER ungesüßt

10oz (284g) gefrorene Banane

1 Vanilleschote (oder 1 Esslöffel Vanilleextrakt)

2 Messlöffel Vanille-Proteinpulver (vegan oder Molkenisolat)

3 Esslöffel Mandelbutter

Toppings (optional)

zerstoßene Pekannüsse

ungesüßte Kakaonibs

ANWEISUNGEN

Schritt 1

Geben Sie alle Zutaten in eine Küchenmaschine oder einen Hochleistungsmixer und mixen Sie, bis eine glatte und dickflüssige Masse entsteht. Möglicherweise müssen Sie den Deckel abnehmen, die Seiten mit einem Spatel abkratzen und erneut mixen, um sicherzustellen, dass alles richtig vermischt ist. Wenn Sie eine dickere Konsistenz wünschen, um „löffel bares" Eis herzustellen, verwenden Sie nur 1/4 Tasse Mandelmilch.

Schritt 2

Geben Sie die Mischung in eine Schüssel und fügen Sie Ihre Lieblingstoppings hinzu. Denken Sie beim Zählen daran, die Kalorien im Auge zu behalten, da einige Zutaten wie Nüsse und dunkle Schokoladenstückchen viel Fett und/oder Zucker enthalten können.

Schneller und einfacher PfefferMinz-Milchshake

Nährwertangaben||199 Kalorien,|3g Protein|,Ballaststoffe 6g.1 |Fett 15g,|Kohlenhydrate 3g|

Vorbereitungszeit, 5 Minuten, Gesamtzeit: 5 Minuten, Phase 1, Schwierigkeit: Einfach, Portionen: 2

ZUTATEN

1 Tasse Vanilleeis

3/4 Tasse Mandelmilch Sie können jede beliebige Sorte verwenden.

1/2 Teelöffel Pfefferminzextrakt

optional Schlagsahne

optional zerkleinerte Zuckerstangen

ANWEISUNGEN

Geben Sie alle Zutaten in einen Mixer und mixen Sie eine Minute lang. Wenn Sie möchten, können Sie noch etwas Schlagsahne darüber geben.

Beilagensnacks

- Keto-knuspriges Buttermilch-Brathähnchen
- Atkins Yorkshire Pudding-Rezept
- Keto-Fünf-Gewürze-Heilbutt auf Ingwer Gemüse-Rezept

- Rezept für Keto-Lachsfilet mit Gurkenstreifen

- Knuspriges und würziges Blumenkohl Rezept
- Rezept für mit Rosmarin geröstete Süßkartoffeln

- Rezept für gebratene grüne Tomaten
- Rezept für gegrillte Auberginen mit Minzsauce

- Rezept für Keto-Pfeffer-Schweinekoteletts
- Rezept für Samurai-Chips mit Knoblauch-Ingwer-Garnelen

Keto-knuspriges Buttermilch-Brathähnchen

Nährwertangaben||400,2 Kalorien,|28,5g Protein|,Ballaststoffe 1,5g |Fett 15g,|Kohlenhydrate 3g|

Vorbereitungszeit, 20 Minuten, |Gesamtzeit | :50 Minuten,Phase 1, Schwierigkeit: Mittel|, Portionen: 8

ZUTATEN

1 1/2 Tassen Buttermilch (fettreduziert, kultiviert)

1 Esslöffel frischer Zitronensaft

48 Unzen Hähnchenschenkel

1 Tasse Vollkorn-Sojamehl

1 Teelöffel Salz

1/2 Teelöffel schwarzer Pfeffer

1/2 Tasse Raps-Pflanzenöl

ANWEISUNGEN

•In einer großen Schüssel Buttermilch und Zitronensaft vermischen. Legen Sie das Huhn in die Mischung, decken Sie es ab und stellen Sie es mindestens 3 Stunden (oder über Nacht) in den Kühlschrank.

•Heizen Sie den Ofen auf 350 °F vor. Nehmen Sie das Hähnchen aus der Marinade, tupfen Sie es mit Papiertüchern trocken und legen Sie es mit Sojamehl, Salz und Pfeffer in eine Plastiktüte.

•Schütteln Sie den Beutel, um das Huhn zu bedecken. Legen Sie das Hähnchen auf einen Rost und lassen Sie es 15 Minuten trocknen. Erhitzen Sie eine halbe Tasse Öl in einer großen Pfanne bei mittlerer Hitze und braten Sie das Hähnchen portionsweise 4 bis 5 Minuten pro Seite, bis es goldbraun ist.

• Legen Sie das Hähnchen auf ein Backblech und backen Sie es 25 bis 30 Minuten lang, bis es gar ist.

Atkins-Yorkshire-Pudding-Rezept

Nährwertangaben||161,7 Kalorien,|9,9g Protein|,Ballaststoffe 0,7g |Fett 12g,|Kohlenhydrate 3g|

Vorbereitungszeit, 5 Minuten, |Gesamtzeit | :35 Minuten,Phase 3|Schwierigkeit: Mittel|, Portionen: 8

ZUTATEN

1/2 Tasse Vollkorn-Sojamehl

2 Unzen Vital Weizengluten

3 große Eier (ganz)

1 Tasse Vollmilch

1 Teelöffel Salz

1/3 Tasse Raps-Pflanzenöl

1 Teelöffel Backpulver (einfaches Phosphat, doppelt wirkend)

ANWEISUNGEN:

1: Yorkshire Pudding wird normalerweise mit dem Fett von gekochtem Fleisch zubereitet, aber dieses Rezept erfordert stattdessen Öl. Wenn Sie einen aromatischeren Pudding wünschen, können Sie auch den Bratensaft verwenden.

2: Heizen Sie Ihren Ofen auf 450° F vor. Verrühren Sie in einer Schüssel Sojamehl, Gluten, Eier, Milch und Salz.

3: Geben Sie die Bratenfette oder das Öl in eine 20 cm große quadratische Auflaufform und stellen Sie sie für 5 Minuten in die Mitte des Ofens, bis sie rauchend heiß ist. Dann den Teig in die Form gießen und 15 Minuten backen.

4: Reduzieren Sie die Temperatur auf 350 °F und backen Sie weitere 15 bis 20 Minuten, bis es leicht gebräunt ist. Servieren Sie es kochend heiß.

Atkins Keto Fünf-Gewürze-Heilbutt auf Ingwergemüse

Nährwertangaben||385,5 Kalorien,|38,1g Protein|,Ballaststoffe 2,4g |Fett 22,1g,|Kohlenhydrate 3g|

Vorbereitungszeit, 15 Minuten, |Gesamtzeit | :15 Minuten,Phase 1|Schwierigkeit: Mittel|, Portionen: 8

ZUTATEN

2 Esslöffel Tamari-Sojabohnensauce

2 Esslöffel natrium- und zuckerfreier Reisessig

2 Esslöffel Süßstoff auf Sucralose-Basis (Zuckerersatz)

1 Teelöffel Sambal Oelek gemahlene frische Chilipaste

1 Teelöffel Knoblauch

4 Esslöffel Erdnussöl

1 Esslöffel Sesamöl

1/8 Tasse Cilantro (Koriander)

24 Unzen Atlantischer und Pazifischer Heilbutt

1/8 Teelöffel Salz

1/8 Spritzer schwarzer Pfeffer

1 1/2 Teelöffel chinesische Fünf-Gewürze-Mischung

2 Teelöffel Ingwer

8 Unzen Kohl

1 mittelgroße (ungefähr 2 3/4 Zoll lang, 2 1/2 Zoll Durchmesser) rote Paprika

2 mittelgroße (4-1/8 Zoll lange) Frühlingszwiebeln oder Frühlingszwiebeln

1/3 Unze getrocknete ganze Sesamsamen

ANWEISUNGEN

•In einer großen Schüssel Sojasauce, Reiswein Essig, Zuckerersatz, Chilipaste und gehackten Knoblauch vermischen. Nach und nach 2 Esslöffel Erdnussöl und 1 Esslöffel Sesamöl unterrühren, bis das Dressing etwas dicker wird. Koriander hinzufügen und beiseite stellen.

•Bestreuen Sie den Fisch mit Salz, Pfeffer und Fünf-Gewürze-Pulver. Erhitzen Sie 1 Esslöffel Erdnussöl in einer großen beschichteten Pfanne bei mittlerer bis hoher Hitze und kochen Sie den Fisch etwa 4 Minuten pro Seite, bis er gar ist. Legen Sie den Fisch auf einen Teller und decken Sie ihn ab, damit er warm bleibt.

•Erhitzen Sie das restliche Erdnussöl in der Pfanne und braten Sie den gehackten Ingwer etwa 1 Minute lang an, bis sein Aroma freigesetzt wird. Den geriebenen Kohl und die in dünne Scheiben geschnittene rote Paprika dazugeben, abdecken und ca. 3 Minuten kochen, bis sie knusprig und zart sind.

•Nehmen Sie die Pfanne vom Herd, fügen Sie das Dressing hinzu und rühren Sie das Gemüse um, sodass es bedeckt ist. Den warmen Salat auf vier Teller verteilen. Belegen Sie jeden Teller mit einem Fischfilet und garnieren Sie es mit einer Prise Frühlingszwiebeln und gerösteten Sesamkörnern (optio

Keto-Lachsfilet mit Gurkenstreifen-Rezept

Nährwertangaben||353 Kalorien,|37,1g Protein|,Ballaststoffe 0,8g |Fett 19,4g,|Kohlenhydrate 3g|

Vorbereitungszeit, 15 Minuten Kochzeit | :12 Minuten,Phase 1|Schwierigkeit: Mittel|, Portionen: 4

ZUTATEN

24 Unzen roher Lachs ohne Knochen

2 Esslöffel Butter

2 Gurken (8-1/4") Gurke (mit Schale)

2/3 Esslöffel Reisessig

1 Esslöffel Natives Olivenöl Extra

1/2 Teelöffel Blatt Estragon

1/2 Teelöffel Salz

1/2 Teelöffel schwarzer Pfeffer

1/2 Einzelpackung Sucralose-basierter Süßstoff (Zuckerersatz)

ANWEISUNGEN

•Heizen Sie Ihren Ofen auf 350 °F vor und würzen Sie Ihren Lachs mit Salz und Pfeffer. Legen Sie es auf ein leicht gefettetes Blech und backen Sie es 10 Minuten lang, wobei Sie es nach der Hälfte der Zeit wenden. Wenn es fertig ist, geben Sie auf jede Portion einen halben Esslöffel Butter.

•Während der Lachs kocht, bereiten Sie die Gurke vor. Schneiden Sie die Gurke mit einer Mandoline der Länge nach in dünne Streifen und legen Sie diese in eine Schüssel. In einer separaten Schüssel Reisessig, Öl, Estragon, Salz, Pfeffer und Kristallzuckerersatz verrühren. Gießen Sie die Mischung über die Gurkenstreifen und vermischen Sie sie, damit sie gleichmäßig bedeckt sind.

•Die Gurke auf vier Teller verteilen und den Lachs darüber servieren. Genießen

Knuspriges und würziges Blumenkohlrezept

Nährwertangaben‖107,2 Kalorien,|6,9g Protein|,Ballaststoffe 3,5g|Fett

6,4g,|Kohlenhydrate 3g|

Vorbereitungszeit, 15 Minuten Kochzeit | :10 Minuten,Phase 1|Schwierigkeit: Mittel|,

Portionen: 4

ZUTATEN

2 große Eier

4 Tassen Blumenkohl

4 Esslöffel blanchiertes Mandelmehl

1 Teelöffel Chilipulver

2/3 Esslöffel Fischsauce

2 Esslöffel frischer Limettensaft

1 Esslöffel gehackte Frühlingszwiebeln oder Frühlingszwiebeln

ANWEISUNGEN

•Benutzen Sie beim Frittieren unbedingt ein Bonbonthermometer, um sicherzustellen, dass die Temperatur korrekt ist. Kochen Sie den Blumenkohl außerdem portionsweise, um eine Überfüllung zu vermeiden, da die Temperatur sinken würde und der Blumenkohl Öl aufsaugen würde, anstatt die gewünschte Knusprigkeit zu erhalten.

•In einer großen Schüssel die Eier verquirlen und die Blumenkohlröschen untermischen, bis sie gleichmäßig bedeckt sind. Schütteln Sie den restlichen Eier Überzug ab und legen Sie die Röschen auf einen Teller. Die Röschen mit Mandelmehl und Chilipulver (falls gewünscht) bestreuen.

•Füllen Sie eine tiefe Bratpfanne oder einen Wok bis zu einer Höhe von 5 cm mit Rapsöl. auf 350 °F erhitzen. Braten Sie die Röschen portionsweise jeweils etwa 2 Minuten lang an und legen Sie sie dann auf Papiertücher, um überschüssiges Öl aufzusaugen. Auf einen Servierteller geben.

•Zum Servieren den Blumenkohl mit Fischsauce und Limettensaft beträufeln und mit gehackten Frühlingszwiebeln belegen.

Mit Rosmarin geröstete Atkins-Süßkartoffeln

Nährwertangaben||86,2 Kalorien,|1,2g Protein|,Ballaststoffe 2,3g|Fett 6,4g,|Kohlenhydrate 3g|

Vorbereitungszeit, 10 Minuten Kochzeit | :30 Minuten,Phase 1|Schwierigkeit: Mittel|, Portionen: 12

ZUTATEN

2 Pfund Süßkartoffel

2 Esslöffel Raps-Pflanzenöl

1 Esslöffel Rosmarin

1/2 Teelöffel Kreuzkümmel

1 Teelöffel Salz

1/8 Teelöffel roter Pfeffer oder Cayennepfeffer

ANWEISUNGEN:

•Heizen Sie Ihren Backofen auf 200 °C vor und stellen Sie die Roste in das obere und untere Drittel. Zwei Backbleche mit Öl einfetten. Schneiden Sie die Kartoffeln in etwa 1/4 bis 1/2 Zoll dicke Stangen oder Stifte.

•In einer großen Schüssel Kartoffeln, Öl, Rosmarin, Kreuzkümmel, Salz und Cayennepfeffer vermischen, bis alles gleichmäßig bedeckt ist. Die Kartoffeln in einer Schicht auf den Backblechen verteilen.

•Backen Sie die Kartoffeln 30 Minuten lang, drehen Sie dabei die Pfannen und rühren Sie die Kartoffeln alle 10 Minuten um, bis sie leicht golden und zart sind.

Rezept für gebratene grüne Tomaten

Nährwertangaben||163 Kalorien,|4,2g Protein|,Ballaststoffe 2,3g|Fett 11,8 g,

Vorbereitungszeit, 10 Minuten Kochzeit | :30 Minuten,Phase 3|Schwierigkeit: Mittel|,

Portionen: 4

ZUTATEN

4 mittelgroße grüne Tomaten

1/4 Portion Atkins sojafreie Mehlmischung

3 Esslöffel gelbes Maismehl, Vollkorn

1/2 Teelöffel Salz

1/4 Teelöffel schwarzer Pfeffer

3 Esslöffel Raps-Pflanzenöl

ANWEISUNGEN

•Befolgen Sie diese Anweisungen, um eine köstliche sojafreie Mehlmischung von Atkins zuzubereiten. Sie benötigen 3 Esslöffel der Mischung. Schneiden Sie die Tomaten in 1/2 Zoll dicke Stücke, Sie sollten etwa 8 Scheiben haben. In einem flachen Teller Maismehl, Mehlmischung, Salz und Pfeffer vermischen.

•Die Hälfte des Öls in einer großen beschichteten Pfanne bei mittlerer bis hoher Hitze erhitzen. Nehmen Sie 4 Tomatenscheiben (je nach Pfannengröße) und bestreichen Sie diese mit der Mischung. Auf jeder Seite 2 Minuten braten, bis sie goldbraun sind.

•Wischen Sie die Pfanne zwischen den einzelnen Portionen ab und geben Sie die andere Hälfte des Öls hinzu. Legen Sie die gebratenen Tomaten auf einen mit Küchenpapier ausgelegten Teller und servieren Sie sie sofort.

Rezept für gegrillte Auberginen mit Minzsauce

Nährwertangaben‖134,6 Kalorien,|3,6g Protein|,Ballaststoffe 5,3g|Fett 9,9g|

Vorbereitungszeit, 10 Minuten Kochzeit | :25 Minuten,Phase 2|Schwierigkeit: Mittel,|

Portionen: 4

ZUTATEN

1 mittelgroße (4-1/8 Zoll lange) Frühlingszwiebel oder Frühlingszwiebel

1 Teelöffel Knoblauch

1/2 Tasse griechischer Joghurt – Natur (Behälter)

1/4 Tasse Pfefferminze (Minze)

1 1/2 Esslöffel Sauerrahm (kultiviert)

2 Pfund Aubergine

1/4 Tasse Natives Olivenöl Extra

ANWEISUNGEN

1: Erhitzen Sie den Grill auf eine hohe Temperatur. Die Frühlingszwiebel hacken, den Knoblauch hacken und beiseite stellen.

2: In einer mittelgroßen Schüssel Joghurt, Minze, Sauerrahm, Frühlingszwiebeln und Knoblauch vermischen und nach Belieben mit Salz und Pfeffer würzen. Leg es zur Seite. Wenn Sie eine glattere Sauce wünschen, können Sie sie in einem Mixer pürieren.

3: Die Aubergine mit Öl vermengen und mit Salz und Pfeffer würzen. Grillen Sie die Aubergine, bis sie weich ist, etwa 5 Minuten auf jeder Seite. Mit der Soße servieren.

Rezept für Keto-Pfeffer-Schweinekoteletts

Nährwertangaben||390,3 Kalorien,|34,8g Protein|,Ballaststoffe 1,3g|Fett 25,4g|

Vorbereitungszeit, 10 Minuten | Kochzeit | :25 Minuten,Phase 1|Schwierigkeit:

Mittel,|Portionen: 4

ZUTATEN

4 Unzen grüne Chilischoten (in Dosen)

Je 1 Chipotle-Paprika in Adobo-Sauce

2 Knoblauchzehen

3 Teelöffel Blätter Oregano

2 Teelöffel Kreuzkümmel

1/4 Tasse Essig (Apfelwein)

24 Unzen Schweinekoteletts oder -braten (mittlere Lende, mit Knochen)

1 Esslöffel Pflanzenöl

2 Teelöffel Süßstoff auf Sucralose-Basis (Zuckerersatz)

ANWEISUNGEN

•In einem Mixer Chilis, Chipotle en Adobo, gehackten Knoblauch, Oregano, Kreuzkümmel und Essig vermischen, bis ein Püree entsteht. Legen Sie die Schweinekoteletts in eine flache Auflaufform und gießen Sie die Pfeffermischung darüber. Achten Sie darauf, die Koteletts zu wenden, damit sie bedeckt sind, und lassen Sie sie 4–8 Stunden lang im Kühlschrank marinieren. Anschließend die Schweinekoteletts abtropfen lassen, die Marinade auffangen und trocken tupfen.

•Erhitzen Sie etwas Öl in einer großen Pfanne bei mittlerer Hitze und kochen Sie die Koteletts 10 Minuten lang, wobei Sie sie nach der Hälfte der Zeit wenden. Geben Sie gleichzeitig die reservierte Marinade in einen kleinen Topf und fügen Sie Zuckerersatz hinzu. Zum Kochen bringen, die Hitze reduzieren und 5 Minuten köcheln lassen. Die Koteletts mit der gekochten Marinade servieren.

Rezept für Samurai-Chips mit Knoblauch-Ingwer-Garnelen

Nährwertangaben||238,7 Kalorien,|13,8g Protein|,Ballaststoffe 18,3g|Fett 25,4g|

Vorbereitungszeit, 20 Minuten | Kochzeit | :15 Minuten,Phase 1|Schwierigkeit:

Mittel,|Portionen: 8

ZUTATEN

1 1/2 Tassen Parmesankäse (gerieben)

2 Esslöffel getrocknete ganze Sesamkörner

16 Esslöffel Schnittlauch-Zwiebel-Frischkäse

6 Teelöffel Sriracha Hot Chili Sauce

2 Esslöffel zuckerfreie Orangenmarmelade

2 Esslöffel Basilikum

2 Esslöffel ungesalzene Butter Stange

2 Knoblauchzehen

3 Teelöffel Ingwer

24 mittelgroße Garnelen

ANWEISUNGEN:

1: Heizen Sie Ihren Backofen auf 375 °F vor und legen Sie ein Backblech mit Pergamentpapier oder Aluminiumfolie aus. Fetten Sie das Blech mit Kochspray ein und legen Sie es beiseite.

2: Nehmen Sie einen 2-Zoll-Ausstecher oder Keksausstecher und füllen Sie ihn mit 1 Esslöffel geriebenem Parmesankäse. Etwas Sesam darüber streuen und den Käse mit den Fingern andrücken. Entfernen Sie den Schneider und wiederholen Sie den Vorgang, bis der gesamte Käse aufgebraucht ist. Backen Sie die Chips 8-10 Minuten lang oder bis sie goldbraun werden. Sobald sie fertig sind, geben Sie sie mit einem Spatel auf einen Teller und lassen Sie sie abkühlen.

3: In einer kleinen Schüssel Frischkäse, Sriracha (oder Peperonisauce) und Marmelade mit einem Gummispatel vermischen. Geben Sie die Mischung in einen Dekoration Beutel mit Sterntülle oder in einen robusten Beutel mit Reißverschluss und schneiden Sie die Ecke ab, um Ihren eigenen Dekoration Beutel herzustellen. Beiseite legen.

4: Eine Pfanne bei mittlerer Hitze erhitzen und Butter, Garnelen, Knoblauch und Ingwer hinzufügen. Kochen, bis die Garnelen undurchsichtig sind, etwa 4–5 Minuten. Wenn die Chips abgekühlt sind, einen gehäuften Teelöffel Frischkäsemischung auf die Chips spritzen. Mit Basilikum bestreuen und jeweils mit einer Garnele belegen.

Ratatouille

Nährwertangaben||261,7 Kalorien,|13,8g Protein|,Ballaststoffe 18,3g|Fett 15g|Kohlenhydrate 19g||

Vorbereitungszeit, 10 Minuten | Kochzeit | :35 Minuten,Phase 1|Schwierigkeit: Einfach,|Portionen: 4

ZUTATEN

2 große Auberginen

4 kleine Zucchini

2 rote oder gelbe Paprika

4 große reife Tomaten

5 EL Olivenöl

Supermarkt Packung oder kleines Bündel Basilikum

1 mittelgroße Zwiebel, geschält und in dünne Scheiben geschnitten

3 Knoblauchzehen, geschält und zerdrückt

1 EL Rotweinessig

1 TL Zucker (jegliche Sorte)

ANWEISUNGEN

- Zwei große Auberginen der Länge nach halbieren. Legen Sie sie mit der Schnittseite nach unten auf das Schneidebrett und schneiden Sie sie dann noch einmal der Länge nach in zwei Hälften und dann quer in 1,5 cm große Stücke. Schneiden Sie die Enden von vier kleinen Zucchini ab und schneiden Sie sie dann in 1,5 cm große Stücke

- Schälen Sie zwei rote oder gelbe Paprika vom Stiel bis zur Unterseite. Halten Sie sie aufrecht, schneiden Sie sie um den Stiel herum und schneiden Sie sie dann in drei Stücke. Eventuelle Membranen abschneiden und dann in mundgerechte Stücke schneiden.

-

- Machen Sie ein kleines Kreuz auf der Basis jeder der vier großen reifen Tomaten und geben Sie sie dann in eine hitzebeständige Schüssel. Gießen Sie kochendes Wasser darüber, lassen Sie es zwanzig Sekunden lang stehen und nehmen Sie es dann heraus. Gießen Sie das Wasser ab, ersetzen Sie die Tomaten und bedecken Sie sie mit kaltem Wasser. Abkühlen lassen, dann die Haut abziehen.

- Die Tomaten vierteln, die Kerne mit einem Löffel herauskratzen und das Fruchtfleisch grob hacken.

- Eine Bratpfanne bei mittlerer Hitze erhitzen und 2 Esslöffel Olivenöl hineingeben. Die Auberginen auf jeder Seite 5 Minuten anbraten, bis sie weich sind. Legen Sie sie beiseite.

- Die Zucchini in einem weiteren Esslöffel Öl 5 Minuten braten, bis sie auf beiden Seiten goldbraun sind. Machen Sie dasselbe mit den Paprika, aber achten Sie darauf, sie nicht zu lange zu kochen.

- Die Blätter vom Basilikum Bündel abreißen und beiseite legen. 1 dünn geschnittene mittelgroße Zwiebel 5 Minuten in der Pfanne anbraten. 3 zerdrückte Knoblauchzehen hinzufügen und eine weitere Minute braten. 1 Esslöffel Rotweinessig und 1 Teelöffel Zucker einrühren, dann die Tomaten und die Hälfte des Basilikums hinzufügen.

- Das Gemüse mit etwas Salz und Pfeffer zurück in die Pfanne geben und 5 Minuten kochen lassen. Mit dem restlichen Basilikum servieren.

Abschluss

Als wir das Ende des „**Neues Atkins-Diät-Komplett-99+9-Relish-Kochbuch für Anfänger 2024**",Lassen Sie uns die wichtigsten Punkte zusammenfassen, die diesen Weg zu einem gesünderen Lebensstil sowohl bereichernd als auch befriedigend machen. Auf diesen Seiten haben Sie die Kunst entdeckt, köstliche, kohlenhydratarme Mahlzeiten zu genießen, die nicht nur den Prinzipien der Atkins-Diät entsprechen, sondern auch die Freude am achtsamen Essen zelebrieren. Denken Sie daran, dass dieses Kochbuch speziell für Anfänger konzipiert ist und eine vielfältige Auswahl an Rezepten bietet, die von Vorspeisen bis hin zu Smoothies reichen und jede Mahlzeit zu einem genussvollen Erlebnis machen.

Für diejenigen, die ihre Atkins-Reise beginnen, sind hier ein paar Tipps, die Sie im Hinterkopf behalten sollten: Priorisieren Sie frische, vollwertige Lebensmittel, hören Sie auf die Hunger- und Sättigungssignale Ihres Körpers, bleiben Sie hydriert und experimentieren Sie mit verschiedenen Rezepten, um herauszufinden, was für Sie am besten funktioniert. Nutzen Sie die Vielfalt der in diesem Kochbuch vorgestellten Optionen und nehmen Sie Anpassungen entsprechend Ihren individuellen Vorlieben und Ernährungs Bedürfnissen vor.

Wenn Sie sich auf die langfristige Reise mit der Atkins-Diät begeben, lassen Sie sich von der Ermutigung ständig begleiten. Feiern Sie Ihre großen und kleinen Erfolge und denken Sie daran, dass dies ein Lebensstil und keine kurzfristige Lösung ist. Der Schlüssel zu nachhaltigem Erfolg liegt darin, eine Balance zu finden, die zu Ihrem Leben passt, bei Bedarf Anpassungen vorzunehmen und die köstlichen, nahrhaften Mahlzeiten zu genießen, die zu Ihrem allgemeinen Wohlbefinden beitragen.

Für fortlaufende Unterstützung, Inspiration und zusätzliche Ressourcen empfehle ich den Besuch der Autor Central-Seite von Birdie S. West. Hier erhalten Sie Einblicke in ihre kulinarische Philosophie, zusätzliche Tipps und vielleicht sogar einen Einblick in kommende Projekte. Machen Sie diese Seite zu Ihrem virtuellen Knotenpunkt, um mit dem Autor in Kontakt zu bleiben und Ihren Weg zu einem gesunden, genussvollen Leben voranzutreiben. Vielen Dank, dass Sie sich uns auf diesem geschmackvollen Abenteuer angeschlossen haben – mögen Ihre Teller immer lebendig sein und Ihre Mahlzeiten,*ein Fest der Gesundheit und Freude.*